PraxisWissen

Autismus-Spektrum-Störungen bei Erwachsenen

Psychiatrie Verlag

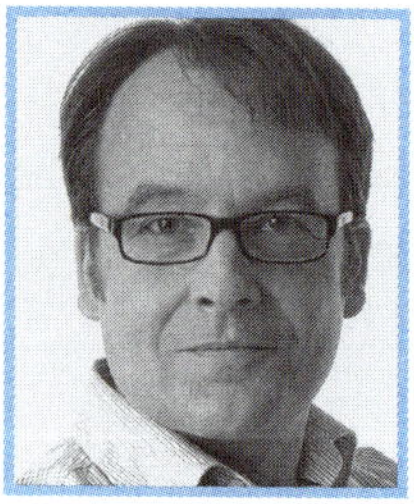

PD DR. MED. DR. PHIL. ANDREAS RIEDEL
ist Leitender Arzt und Chefarzt-Stellvertreter an der Luzerner Psychiatrie und leitet dort die Fachstelle Autismus. Er war langjähriger Leiter der Spezialsprechstunde für Autismus-Spektrum-Störungen im Erwachsenenalter an der Klinik für Psychiatrie und Psychotherapie des Universitätsklinikums Freiburg.

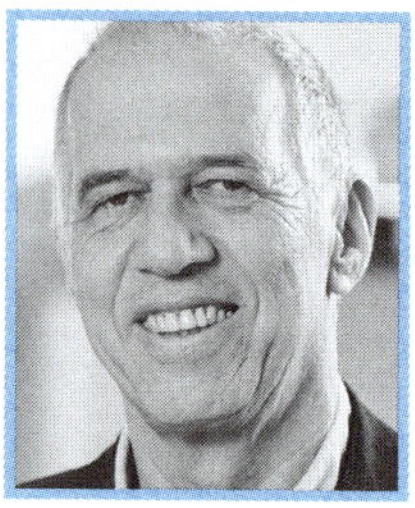

PROF. DR. PHIL. JENS JÜRGEN CLAUSEN
ist Erziehungswissenschaftler und Analytischer Gruppentherapeut und lehrt im Studiengang Heilpädagogik an der Katholischen Hochschule Freiburg.

Wir danken Frau Prof. Dr. Minou Banafsche für die kritische Durchsicht des Textes und für wichtige und relevante Differenzierungen im Rechtsteil.

PraxisWissen

Andreas Riedel, Jens Jürgen Clausen

Autismus-Spektrum-Störungen bei Erwachsenen

Psychiatrie Verlag

Die Reihe **Praxis**Wissen wird herausgegeben von:
Michaela Amering, Andreas Bechdolf, Karsten Giertz, Caroline Gurtner, Klaus Obert, Tobias Teismann und Maike Wagenaar

Andreas Riedel und Jens Jürgen Clausen
Autismus-Spektrum-Störungen bei Erwachsenen
PraxisWissen 7
3., durchgesehene Auflage 2024
ISBN: 978-3-96605-306-8
ISBN E-Book (PDF): 978-3-96605-309-9
ISBN E-Book (EPUB): 978-3-96605-310-5

Bibliografische Information der Deutschen Nationalbibliothek
Die Deutsche Bibliothek verzeichnet diese Publikation in der Deutschen Nationalbibliografie; detaillierte bibliografische Daten sind im Internet über http://dnb.d-nb.de abrufbar.

Lektorat: Uwe Britten, Eisenach
Umschlagkonzeption und -gestaltung: studio goe, Düsseldorf, unter Verwendung eines Fotos von geogif/iStock.com
Typografiekonzeption: Iga Bielejec, Nierstein
Satz: Barbara Hoffmann, Leipzig
Druck und Bindung: Plump Druck & Medien GmbH, Rheinbreitbach

Intuition und Fachwissen sinnvoll verbinden – Einleitung

Dieses Buch ist eine praktische Einführung in Fragen des angemessenen und reflektierten Umgangs mit Menschen aus dem Autismusspektrum. Es richtet sich an ambulant und stationär arbeitende Psychiater und Psychiaterinnen, Psychologinnen und Psychologen Psychotherapeuten und Psychotherapeutinnen, an Mitarbeitende in der Psychiatrie und Psychotherapie, an Beschäftigte psychosozialer Einrichtungen, an Betroffene und ihre Angehörigen, an Arbeitgeber und Kollegen und an alle interessierten Menschen, die mit autistischen Erwachsenen umgehen. Der Fokus des Buches liegt dabei erstens auf den sogenannten hochfunktionalen Formen von Autismus und zweitens auf dem Umgang mit autistischen Erwachsenen.

Betrachtet man die Entwicklung bis vor etwa fünfzehn Jahren, so fällt auf, wie still es in der Erwachsenenpsychiatrie und -psychotherapie lange Jahre um das Thema »Autismus« blieb. Die ersten wissenschaftlichen Beschreibungen hochfunktionaler Autismusformen sind nun fast neunzig Jahre alt; in den 1990er-Jahren wurde das Asperger-Syndrom (AS) als bekannteste Form hochfunktionalen Autismus (HFA) in die internationalen Krankheitsklassifikationssysteme aufgenommen. Dennoch blieb es lange der Kinder- und Jugendpsychiatrie und -psychotherapie (KJPP) vorbehalten, sich mit dem Thema zu beschäftigen. Dort finden die betroffenen Kinder und Jugendlichen heute ein recht gutes Netz mit spezialisierten Kliniken, ambulanten Kinder- und Jugendpsychiatern und -psychotherapeuten, Schulbegleitern, Autismusbeauftragten, Autismuszentren, Berufsbildungswerken und Beratungsstellen vor.

Mit dem Eintritt in das Erwachsenenalter änderte sich das schlagartig. Man kann es kaum anders sagen: In der deutschen Erwachsenenpsychiatrie und -psychotherapie bestand über viele Jahrzehnte eine Art Neglect für das Thema – obwohl wahrscheinlich niemand behauptet hätte, dass sich eine Autismus-Spektrum-Störung (ASS) mit dem 18. Lebensjahr in Luft auflöst. Abgesehen von wenigen Einzelpersonen beschäftigte sich bis vor wenigen Jahren kaum jemand im Bereich der Erwachsenenpsychiatrie systematisch mit dem Thema, weswegen auch die psychiatrisch-psychotherapeutische Versorgung erwachsener hochfunktionaler Autisten praktisch nicht existent war.

Seit etwa zehn Jahren hat sich nun eine rasche, eher ungewöhnliche Entwicklung ergeben: Das wissenschaftliche und Medieninteresse an Menschen mit hochfunktionalem Autismus hat stark zugenommen; die Anzahl an wissenschaftlichen Publikationen, Autobiografien, Kinofilmen, Zeitungsartikeln und Fernsehbeiträgen ist drastisch gestiegen. Neben größeren Filmproduktionen finden sich in – meist amerikanischen – Fernsehserien immer häufiger mehr oder weniger realistische hochfunktionale »Autisten«, oft ohne dass sie als solche benannt würden: zum Beispiel in *Monk, Bones, The Big Bang Theory, Die Brücke* oder *Sherlock*. Mittlerweile wird das Asperger-Syndrom schon medial als »Modediagnose« gehandelt.

Auch im Bereich der klinischen Erwachsenenpsychiatrie und -psychotherapie hat eine gewisse Öffnung für das Thema stattgefunden, sie hinkt aber deutlich hinter den wissenschaftlichen und medialen Entwicklungen her. Die Zahl der Kliniken, die eine entsprechende Diagnostik im Erwachsenenalter anbieten, liegt in Deutschland noch immer im einstelligen Bereich. Wurde es beispielsweise in der Kindheit versäumt, eine Autismusdiagnose zu stellen, oder hat der Betreffende das Pech, vor 1980 geboren zu sein, wodurch sein Autismus aufgrund weithin fehlender Kenntnis auch in der Kinder- und Jugendpsychiatrie nicht erkannt wurde, dann gestaltet sich die Suche nach einer Diagnosestellung im Erwachsenenalter meist sehr schwierig. Wartezeiten von über einem Jahr müssen in Kauf genommen werden.

Auch fühlen sich nur wenige ambulante Psychiater für die Betreuung von erwachsenen Menschen aus dem Autismusspektrum zuständig. Und die Suche nach einem Psychotherapeuten, der sich fundierte Kenntnisse in der Autismusbehandlung erarbeitet hat, verläuft nach wie vor oft erfolglos. Unseres Wissens gibt es in Deutschland – bei geschätzten 500.000 Betroffenen – etwa fünfzig stationär-psychiatrische Behandlungsplätze, die auf erwachsene hochfunktionale Autisten zugeschnitten sind. Uns sind nur eine Handvoll Rehabilitationskliniken bekannt, deren Angebot sich explizit an erwachsene Menschen mit hochfunktionalem Autismus richten würde. Das führt für Erwachsene mit hochfunktionalen Autismusformen in die paradoxe Situation, dass ihnen einerseits vorgeworfen wird, mit einer Modediagnose »unterwegs« zu sein, und dass sie andererseits mit dem Problem konfrontiert sind, dass sich im erwachsenenpsychiatrischen Versorgungssystem niemand für sie zuständig fühlt. Um es auf einen Nenner zu bringen: Trotz einer deutlich erhöhten Medienpräsenz des Themas »Autismus« existiert bis heute nur eine minimale psychiatrische Versorgungsstruktur für Erwachsene mit hochfunktionalen Autismusformen.

Der Umgang mit autistischen Erwachsenen ist zuerst einmal für viele Menschen befremdlich und nicht selten beängstigend. Wahrscheinlich spüren viele nichtautistische (»neurotypische«) Menschen recht bald, dass sie spontan und intuitiv nicht oder nur unzureichend verstehen, was in ihrem Gegenüber vor sich geht. Bei manchen Menschen führt dies zu einer verstärkten Aktivität projektiver Vorgänge (es werden eigene Gefühle, Vorstellungen und Mechanismen in das Gegenüber hineinprojiziert), bei anderen führt das intuitive Nichtverstehen zu blanker Verwirrung. Ersteres führt zu schnellen und grundlegenden Missverständnissen, Letzteres häufig zu vorsichtiger Distanznahme oder gar zu allzu schnellen menschlichen, medizinisch-fachlichen oder moralischen Verurteilungen. Diese manchmal fast existenzielle Verunsicherung im Umgang mit autistischen Erwachsenen und die vielen kommunikativen Missverständnisse lassen bei diesen ein hochgradiges Misstrauen entstehen, das die kommunikative Situation noch weiter verkomplizieren kann. Dabei – und dies zu vermitteln ist eines der Hauptanliegen dieses Buches – ist ein Stehenbleiben bei diesem Nichtverstehen keineswegs schicksalhaft, sondern mit gar nicht so viel Aufwand durchaus überwindbar.

Dafür eignet sich die »Theory of Mind« (die Fähigkeit, dem Gegenüber ein konkretes Innenleben mit Wünschen, Gefühlen, Gedanken, Vorwissen etc. im Hier und Jetzt zuzuschreiben) mehr als viele andere. Und zwar nicht nur in der Form, dass Autisten mit ihr ein Problem haben (darauf wird noch weiter einzugehen sein), sondern auch in der Weise, dass neurotypische Menschen im Umgang mit Autisten zuerst einmal eines lernen müssen: nämlich ihre eigene Theory of Mind infrage zu stellen.

Konkret geht es um das Erlernen einer kritischen Haltung der eigenen zwischenmenschlichen Intuition gegenüber, die nicht selten mit einem Höchstmaß an Evidenzsicherheit daherkommt, im Sinne von »Ich habe verstanden, was der andere meint, will oder vorhat«. In der Kommunikation mit autistischen Menschen ist schon ein großer Schritt gemacht, wenn jeder sich zugesteht, dass er *nur vielleicht weiß*, was der andere zwischen den Zeilen mitteilen will, welche impliziten Ziele er verfolgt oder was er über die gemeinsame Beziehung sagen möchte. Damit wird dann aus der *Gewissheit* eine *fragende* Haltung, aus der heraus die Kommunikation zwischen autistischen und neurotypischen Gesprächspartnern eine deutlich bessere Chance hat zu gelingen.

Somit ist es erklärtes Ziel dieses Bandes, Schwellenängste vonseiten des Versorgungssystems und insbesondere von im Bereich der Psychiatrie und Psychotherapie Tätigen zu senken und die weitverbreiteten Bedenken gegenüber der Behandlung von Menschen mit ASS reduzieren zu helfen. Die Arbeit mit autistischen Erwachsenen kann viel Spaß machen und sehr befriedigend sein.

An dieser Stelle sei kurz darauf hingewiesen, dass aus Gründen der besseren Lesbarkeit auf die parallele Verwendung von weiblichen und männlichen Formen verzichtet werden soll. Natürlich sind bei Verwendung nur einer Form (»der Patient«) immer Frauen und Männer in gleicher Weise gemeint.

Ein zentraler Aspekt dieses Bandes ist der konkrete Arbeitsalltag mit Menschen aus dem Autismusspektrum. Die immer mitlaufende Frage lautet: »Wie kann ich als psychiatrisch Tätiger die Beziehung und den Kontakt mit autistischen Menschen so gestalten, dass sie für beide fruchtbar und lebendig sind?« Antworten auf diese Frage muss natürlich jeder selbst in der individuellen Situation finden. Dies gelingt allerdings nach unserem Eindruck am besten dann, wenn ein differenziertes Wissen darüber vorhanden ist, was Autismus ist und für den einzelnen Menschen bedeutet. Aus diesem Grund soll dieses Buch ein grundlegendes Verständnis für autistische Eigenschaften vermitteln, aus dem heraus jeder Einzelne einen verbesserten Umgang mit autistischen Menschen entwickeln kann. Vielleicht kann es auch dazu beitragen, die gegenseitige Empathie zwischen Menschen mit und ohne Autismus zu stärken.

Was ist Autismus?

Dieser Teil soll die historische Entwicklung nachzeichnen, Ursachen und neuropsychiatrische Auffälligkeiten beschreiben, Probleme der Terminologie und Abgrenzung umreißen und dabei so plastisch wie möglich machen, was Autismus eigentlich ist.

Historische Entwicklung, Definition und Terminologie

Der Begriff »Autismus« entstammt ursprünglich dem Bereich der Psychoseforschung und wurde von Eugen Bleuler (1911) verwendet, um ein »Grundsymptom« der »Gruppe der Schizophrenien« zu beschreiben. Gemeint war der Rückzug von der realen Welt in eine Binnenwelt, der im Rahmen einer schizophrenen Episode auftreten kann. Diese Begriffsherkunft – und auch eine gewisse Ähnlichkeit der Symptomatik – führte bis in die 1970er-Jahre dazu, dass die Autismus-Spektrum-Störungen (ASS) den Schizophrenien zugeordnet oder als ihnen verwandt angesehen wurden.

Bis heute kann die Mehrdeutigkeit des Begriffs »Autismus« zu Verwirrung führen, da er sowohl das Symptom einer schizophrenen Psychose beschreiben als auch als Überbegriff für eine große Gruppe tiefgreifender Entwicklungsstörungen dienen kann. Da aus heutiger Sicht ASS und Schizophrenien scharf getrennte Entitäten sind – Erstere beginnen in frühester Kindheit und haben einen weitgehend konstanten Verlauf, Letztere beginnen in der Adoleszenz oder im Erwachsenenalter und haben einen phasenhaften und heterogenen Verlauf –, soll im Folgenden »Autismus« nur die Gruppe der ASS bezeichnen und nicht – wie ursprünglich bei Bleuler – das Symptom einer Schizophrenie.

Die erste wissenschaftliche Beschreibung eines Syndroms, das wir retrospektiv den hochfunktionalen ASS zuordnen würden, stammt von der russischen Psychiaterin Grunja Jefimowna Sucharewa, die 1926 in dem Aufsatz *Die schizoiden Psychopathien im Kindesalter* sechs Kinder beschrieb, die in ihrer sozialen Kommunikation und Interaktion deutlich eingeschränkt erschienen. Der Begriff »Autismus« wurde erstmals von den österreichischstämmigen Ärzten Leo Kanner und Hans Asperger in Bezug auf Krankheitsbilder, die wir heute als ASS beschreiben würden, aufgegriffen. Der Kinder- und Jugendpsychiater Kanner beschrieb 1943 unter dem Titel *Autistic disturbances of affective contact* elf Kinder, die schwere Auffälligkeiten in der zwischenmenschlichen Kontaktaufnahme und Kommunikation, bis hin zur »Eingekapseltheit« von Geburt an, aufwiesen. Der Kinderarzt und Heilpädagoge Asperger habilitierte zum Thema *Die »Autistischen Psychopathen« im Kindesalter* (1944) und beschrieb dabei vier Fälle männlicher Heranwachsender, die ebenfalls Schwierigkeiten in der sozialen Interaktion und Kommunikation zeigten, allerdings weniger stark betroffen waren als die bei Kanner beschriebenen Fälle und auch erst im Kindergartenalter auffällig wurden.

ICD-10 In der 10. Internationalen Klassifikation psychischer Störungen (ICD-10), nach der (Stand 2024) im klinischen Alltag noch immer kodiert wird, die aber theoretisch seit 2022 durch die ICD-11 abgelöst ist und in wenigen Jahren auch praktisch durch Letztere ersetzt werden wird, wurden die beiden Hauptkategorien des Autismus nach diesen beiden Autoren benannt: Unter dem Überbegriff der tiefgreifenden Entwicklungsstörungen fanden sich der frühkindliche Autismus (als »Kanner-Syndrom« bezeichnet, F 84.0) und das Asperger-Syndrom (F 84.5), daneben gibt es das (seltene) Rett-Syndrom (F 84.2) und den sogenannten atypischen Autismus (F 84.1).

Definitionsgemäß verstand man dort unter frühkindlichem Autismus eine sich vor dem dritten Lebensjahr manifestierende Störung der sozialen Interaktion und Kommunikation mit reduzierter Fähigkeit zur Kontaktaufnahme, Kontaktpflege und zur nonverbalen Kommunikation. Die Störung war außerdem charakterisiert durch sich wiederholende Verhaltensmuster (Rituale, Routinen), eingeschränkte (Sonder-)Interessen sowie verbale und motorische Stereotypien (Schaukeln mit dem Oberkörper, Flattern mit den Händen etc.). In der ICD-10 als Merkmale nicht genannt wurden die sehr häufig auftretenden sensorischen Symptome mit Hypo- und Hypersensibilität mit Reizfilterstörungen und häufigem Reizüberflutungserleben. In der ICD-10 ebenfalls nicht explizit genannt wurden die häufigen Probleme im Bereich der Priorisierung und Alltagsorganisation.

Das Intelligenzniveau umfasste beim frühkindlichen Autismus das gesamte Spektrum von schweren Intelligenzminderungen bis zu überdurchschnittlichen Begabungen, wobei zumindest in älteren Studien bei etwa der Hälfte der Betroffenen Intelligenzminderungen vorlagen. Die Sprachentwicklung war per definitionem verzögert, das Sprachniveau im Erwachsenenalter konnte allerdings zwischen einer vollkommenen Unfähigkeit zur Lautsprache und einer – zumindest auf semantischer Ebene – normalen Fähigkeit zum Sprechen schwanken.

Nach ICD-10 wurde das Asperger-Syndrom vom frühkindlichen Autismus vor allem dadurch abgegrenzt, dass eine Entwicklungsverzögerung der Sprache oder der kognitiven Funktionen fehlte. Zusätzlich wurde auf die häufige motorische Ungeschicklichkeit und gelegentlich auftretende psychotische Episoden hingewiesen.

> Symptomatik, Seiten 24 f.

Die Benennung von Symptomen und Syndromen aus dem autistischen Bereich befindet sich seit einigen Jahren im Umbruch. Das hat vor allem damit zu tun, dass sich die beschriebene kategoriale Trennung von Kanner-Syndrom und Asperger-Syndrom empirisch nicht aufrechterhalten ließ: Vielmehr zeigte sich in vielen Studien, dass es einen breiten Übergangs- bzw. Überlappungsbereich gibt, in dem keine klare Abgrenzung möglich ist. Auch die Unterscheidung von hochfunktionalem frühkindlichem Autismus und Asperger-Syndrom erwies sich nicht als sinnvoll angesichts von Verlaufsuntersuchungen, die zeigten, dass sich beide Autismusformen im Verlauf des Lebens oft überhaupt nicht mehr unterscheiden lassen. Zunehmend wurde deutlich, dass sich keine natürliche Grenze zwischen Autismus und »Normalität« aufweisen ließ, sondern ein fließender Übergang zwischen mehr oder weniger stark ausgeprägten autistischen Eigenschaften besteht. Um das besser zu verstehen, ist die Terminologie von Karl Jaspers hier ausgesprochen hilfreich.

Jaspers unterscheidet in seiner *Allgemeinen Psychopathologie* (1913) zwischen »Gattungen« und »Typologien«. Gattungen sind dabei durch natürliche Grenzen definierte Entitäten. Beispiele für Gattungen sind etwa die Chorea Huntington oder die Trisomie 21: Sie lassen sich – wie Blaumeise und Kohlmeise – eindeutig voneinander und von anderen Zuständen unterscheiden, es gibt keine (oder nur extrem seltene) Grenzfälle. Dem Begriff der Gattung setzte Jaspers den Begriff der Typologie entgegen: Damit gemeint sind durch »künstliche« Grenzen definierte Bereiche in einem natürlichen Kontinuum, zum Beispiel »Übergröße«, »Intelligenzminderung« oder »Hochbegabung«. Der »Typus« hat keine natürliche, sondern lediglich eine im Konsens festgelegte Grenze zur Normalität.

Die deutliche Mehrzahl der empirischen Untersuchungsbefunde zeigt in die Richtung, dass es sich bei »Autismus« nicht um eine Gattung, sondern vielmehr um eine Typologie handelt. Während die Unterscheidung von Blaumeise und Kohlmeise richtig oder falsch sein kann (es könnten ja auch nur unterschiedliche Erscheinungsformen der gleichen Spezies sein), gibt es also *keine richtige, also naturgegebene* Grenze zwischen Autismus und Normalität, sondern nur eine – nie ganz von Willkür freie – Konvention. Es sei allerdings angemerkt, dass diese Diskussion keineswegs abgeschlossen ist, nach wie vor melden sich im wissenschaftlichen Kontext Vertreter der »Gattungshypothese« zu Wort. Weiterhin müssen syndromale (also etwa monogenetische, siehe unten) Formen von ASS gesondert betrachtet werden, da diese häufig einer kategorialen Grunderkrankung (zum Beispiel Fragiles-X-Syndrom) entspringen und insofern einem kategorialen Krankheitsverständnis eher zugänglich sind.

DSM-5 In empirischen Studien der letzten Jahre zeigte sich, dass die Grenze von Autismus zu anderen früh angelegten Störungen wie dem Tourette-Syndrom, den Aufmerksamkeitsdefizit-Hyperaktivitätsstörungen, verschiedenen Lern- und Kommunikationsstörungen sowie den Intelligenzminderungen deutlich unschärfer und verschwommener ist als vormals angenommen: Mischbilder und Grenzfälle sind häufiger, als die kategorial – oder in Gattungsbegriffen – gefassten ICD-10-Diagnosen dies hatten vermuten lassen. Diese Beobachtungen führten dazu, dass in der fünften Fassung des Diagnostic and Statistical Manual of Mental Disorders (DSM-5), das in den USA seit 2013 gültig ist, die genannten Auffälligkeiten der Entwicklung (inklusive Autismus) unter dem Überbegriff der »neuronalen Entwicklungsstörung« zusammengeführt wurden.

Die verschiedenen autistischen Subkategorien wurden – aufgrund der beschriebenen fehlenden scharfen Unterscheidbarkeit – als »Autismus-Spektrum-Störungen« zusammengefasst. Ausgeklammert aus den ASS wurde die »Sozialpragmatische Kommunikationsstörung«, die viele Gemeinsamkeiten mit den ASS hat, wobei stereotype und repetitive Verhaltensweisen fehlen. Eine wichtige und sinnvolle Neuerung im DSM-5 und in der ICD-11 ist die diagnostische Verschlüsselbarkeit funktioneller Ausfälle oder Probleme in der Alltagsbewältigung, die unter anderem eine neutrale, nicht pathologisierende Beschreibung von Normvarianten ohne relevante Funktionsstörungen zulässt.

Der Begriff des Asperger-Syndroms wird im DSM-5 und in der ICD-11 nicht mehr verwendet, was aus der beschriebenen Logik heraus auch Sinn ergibt; sozialpsychologisch allerdings wird damit ein Begriff aus der Fachsprache entfernt, der für viele Betroffene einen hohen identifikatorischen Charakter hat und einen Assoziationsraum von Würde und Gemeinschaft entfaltete, der dem eher technokratischen und eindeutig pathologisierenden Begriff der »Autismus-Spektrum-*Störung*« weitgehend fehlt. Auch der Begriff der »autism spectrum condition« (ASC) lädt nicht gerade zur Identifikation ein und lässt sich zudem nicht gut ins Deutsche übertragen.

ICD-11 Die ICD-11 wurde im Mai 2019 verabschiedet und trat am 1. Januar 2022 in Kraft. Seitdem können die Mitgliedsstaaten der WHO allerdings lediglich ihre Mortalitätsdaten (Todesursachenstatistik) ICD-11-kodiert an die WHO berichten. Der konkrete Zeitpunkt einer Einführung der ICD-11 in Deutschland zur Mortalitätskodierung (also der Kodierung von Krankheiten) steht (Stand 2024) noch nicht fest. Dies hat in der Praxis zur Folge, dass zwar schon vermehrt in Kategorien der ICD-11 gedacht und diagnostiziert wird, die Kodierung aber nach wie vor gemäß der (in mehrerlei Hinsicht veralteten) ICD-10 erfolgt.

In der ICD-11 – die im Bereich der Entwicklungsstörungen (ES) weitgehend mit dem amerikanischen DSM-5 harmonisiert wurde – werden alle ES im Kapitel der »Neurodevelopmental Disorders« zusammengefasst (vorläufige deutsche Übersetzung für ICD-11: »Neuronale Entwicklungsstörungen«). Das Kapitel der ES wird in der ICD-11 den anderen Erkrankungen vorangestellt, worin sich das deutlich größere Gewicht widerspiegelt, das den ES beigemessen wird.

Wie im DSM-5 fallen unter ES auch die ASS und das ADHS sowie Intelligenzminderungen, umschriebene Störungen wie Legasthenie oder Dyskalkulie, nicht aber (wie im DSM-5) das Tourette-Syndrom. Wie im DSM-5 – und anders als in der ICD-10 – ist die Diagnosestellung von Mischbildern zwischen verschiedenen ES explizit zugelassen. Ein Teil der klinischen Heterogenität wird durch Spezifizierungen bezüglich intellektueller und sprachlicher Fähigkeiten ausgedrückt, was in Form von Subtypen ausgedrückt und auch kodiert werden kann. Bei der Verabschiedung der ICD-11-Klassifikation 2019 wurden zusätzliche diagnostische Kriterien und Typisierungen der autistischen Störungen noch nicht im Detail genannt. Diese wurden mit der am 1. Januar 2022 in Kraft getretenen Online-Version veröffentlicht, bislang (Stand 2024) aber noch nicht auf Deutsch.

Von diagnostisch hoher Bedeutung ist, dass in der ICD-11 mit den sensorischen Besonderheiten und den sprachpragmatischen Phänomenen stärker Symptome mit ins Zentrum des autistischen Gesamtbildes rückten, die Klinikern zwar sehr geläufig waren, in der ICD-10 aber keinerlei Berücksichtigung fanden, siehe zur Rolle der Entwicklungsstörungen in der ICD-11 auch: Tebartz van Elst u. a. (2023).

BEGRIFFLICHKEITEN Der Rückblick in die Begriffsgeschichte macht deutlich, warum in Bezug auf die Nomenklatur eine gewisse Konfusion zu herrschen scheint – und auch eine gewisse Notwendigkeit besteht, dem vorliegenden Buch eine zumindest grob umreißende Definition der wesentlichen Begriffe voranzustellen. Meist werden wir – der Entwicklung des üblichen Sprachgebrauchs folgend – von »Autismus-Spektrum-Störungen« (ASS) sprechen, gelegentlich aber auch vom »Asperger-Syndrom« oder von »Autismus«, insbesondere wenn es um individualpsychologische Belange geht. Auch die Begriffe »Autisten« und »Menschen aus dem Autismus-Spektrum« werden verwendet, insbesondere in Kontexten, in denen der pathologisierende Beiklang von »ASS« explizit vermieden werden soll. Dabei soll mit »Autismus« immer eine Typologie im Jasperschen Sinn gedacht sein, nicht eine klar abgrenzbare Kategorie. Auch meint »Autismus« – wie bereits erwähnt – nicht die Symptomatik einer »Schizophrenie«. Da wir hier von psychiatrischen und therapeutischen Kontexten berichten, wird auch öfter von »Patienten« die Rede sein; dabei muss immer klar bleiben, dass Menschen aus dem Autismusspektrum nicht per se »Patienten« sind, sondern dies nur unter bestimmten Umständen werden können.

Der umstrittene, aber schwer ersetzbare Ausdruck »hochfunktional« bezog sich früher nur auf Menschen mit frühkindlichem Autismus mit hoher Intelligenz und Sprachfähigkeit und ist in der Abgrenzung zu Patienten von Bedeutung, die beispielsweise nicht sprechen, da der Zugang zu diesen Personen in vielen Fällen natürlich ein anderer ist. Heutzutage und auch im vorliegenden Buch wird er weiter gefasst und bezeichnet Autisten von mindestens mittlerer Intelligenz, guter Sprach- und mit hoher Anpassungsfähigkeit. Wenn es also im Kern um diese Formen von Autismus gehen soll, wird der Begriff »hochfunktionaler Autismus« verwendet. Um Menschen zu bezeichnen, die *nicht* autistisch sind, wird der Begriff der »Neurotypie« verwendet, der zwar bis heute einen leichten ironischen Beiklang hat, sich aber als Kontrastbegriff zum Autismus unter mit Autismus befassten Menschen eingebürgert hat und sich unseres Erachtens besser zum »täglichen Gebrauch« eignet als der wertende und ironiefreie Begriff der »Normalität«. Wir wollen Nichtautisten also als »neurotypische Menschen« bezeichnen.

Unter dem Begriff »Autismus-Spektrum-Störungen« werden unterschiedliche Formen und Schweregrade von Autismus verstanden; davon abzugrenzen sind Personen mit lediglich »autistischen Zügen« sowie jene ohne autistische Merkmale (»neurotypische Menschen«).

»Autistische Züge« – der Randbereich des autistischen Spektrums

Stellt man sich die Verteilung des Merkmals »autistische Eigenschaften« über die Gesamtbevölkerung als Gauß-Kurve (»Normalverteilung«) vor, wird schnell klar, dass im extremen (diagnosewürdigen) Randbereich nur wenige Individuen zu finden sind, in jenem Bereich aber, der zwischen Randbereich und Mitte liegt, das Integral unter der Kurve größer und damit die Zahl der betroffenen Individuen höher wird. Das heißt, schon rein statistisch gibt es einen großen »Graubereich« zwischen deutlich ausgeprägten autistischen Eigenschaften (= ASS) und dem Bereich der statistischen »Normalität«. Während bis vor wenigen Jahren unter dem Vorzeichen eines kategorialen Autismusbegriffs noch versucht wurde, diesen Grenzbereich zu negieren, findet nun auch zunehmend eine wissenschaftliche Auseinandersetzung damit statt. Im Englischen hat sich für dafür der Begriff des »Broader Autism Phenotype« (BAP) eingebürgert; im Deutschen entspricht dem am ehesten der Begriff »autistische Züge« (ohne eigenen Krankheitswert). Bereits Leo Kanner bemerkte bei den Angehörigen seiner Patienten deutliche autistische Züge, ohne dass er diese als »krank« klassifiziert hätte.

Jüngere Forschungsarbeiten deuten darauf hin, dass autistische Züge bei bestimmten psychiatrischen Krankheitsbildern, zum Beispiel Anorexia nervosa oder chronischer Depression, gehäuft anzutreffen sind, ebenso allerdings bei Personen mit besonderen Fähigkeiten, beispielsweise im Bereich der Informationstechnologie oder des Ingenieurwesens. Einiges spricht dafür, dass autistische Züge als »Basisstörung« oder besser »autistische Basisstruktur« bestimmter anderer Erkrankungen verstanden werden können, also einen Vulnerabilitätsfaktor für andere psychiatrische Erkrankungen darstellen. Weniger untersucht wurde bisher, vor welchen Erkrankungen diese Basisstruktur *schützt*, wobei es sehr wahrscheinlich ist, dass dies der Fall ist.

In der Autismusdiagnostik stellt sich bei vielen Personen die Frage, ob eine (diagnosewürdige) ASS oder autistische Züge ohne eigenen Krankheitswert vorliegen. Letztlich ist es wichtig – und auch ein Stück weit entspannend –, sich dabei immer wieder klarzumachen, dass die Grenze zwischen diesen beiden Bereichen willkürlich gelegt wurde und sich über die letzten Jahre immer wieder verändert hat: So ist der Grenzverlauf des DSM-5 und der ICD-11 vom Grenzverlauf der ICD-10 deutlich unterschieden. Und auch die Verzehnfachung der Prävalenzzahlen in den letzten dreißig Jahren ist ohne eine deutliche Verschiebung der genannten Grenze nicht zu erklären. So wichtig eine sorgfältige differenzialdiagnostische Abgrenzung der ASS von anderen Krankheitsbildern ist, so wenig sollte man sich bezüglich bestimmter quantitativer Ausprägungsgrade, die eine Diagnose rechtfertigen (oder auch nicht), in Dogmenkriege verwickeln lassen. Sinnvoll und auch bei der Unterscheidung zwischen ASS und autistischen Zügen oft wegweisend ist unseres Erachtens die Operationalisierung des Schweregrades nach Funktionseinschränkungen und Hilfsbedürftigkeit, wie sie im DSM-5 und in der ICD-11 Anwendung findet.

Ursachen und Häufigkeit

GENETIK In der wissenschaftlichen Literatur herrscht weitgehend Einigkeit darüber, dass es sich bei Autismus-Spektrum-Störungen im Kern um *genetisch* verursachte Zustandsbilder handelt. Dabei ist zu unterscheiden zwischen mono- bzw. oligogenetischen Formen von ASS, die etwa 15 Prozent der Fälle ausmachen, und komplex-polygenetisch vererbten, die etwa 85 Prozent ausmachen. Bei Ersteren handelt es sich häufig um »syndromalen Autismus«, womit das Auftreten von Autismus im Rahmen bekannter monogenetisch verursachter Syndrome (Fragiles-X-Syndrom, Angelman-Syndrom, tuberöse Sklerose, isodizentrisches Chromosom 15, Phelan-McDermid-Syndrom, Sotos-Syndrom, Klinefelter-Syndrom u. v. a.) gemeint ist.

Die polygenetisch vererbte Form ist sicher die häufigere und durch die Komplexität des Zusammenspiels mehrerer Hundert Gene auch dafür verantwortlich, dass es das beschriebene breite Spektrum von Ausprägungsgraden gibt. Ebenso wie die Rolle der meisten Kandidatengene nicht näher geklärt ist, ist auch der pathogenetische Weg unklar, auf dem bestimmte Genvarianten zu autistischen Symptomen führen. In der wissenschaftlichen Diskussion finden sich unter anderen Hypothesen von erhöhter Synapsendichte, reduzierter globaler Konnektivität des Gehirns (verminderte Zahl langer Nervenverbindungen zwischen weit voneinander entfernten Arealen des Gehirns), gestörtem Bindegewebeaufbau des Gehirns sowie Synaptopathien (genetisch bedingte Schäden an bestimmten Synapsen).

Obwohl die genetische Hypothese im Mittelpunkt der Ursachenforschung bei Autismus steht, muss diese doch ergänzt werden. Untersuchungen bei *ein*eiigen Zwillingen ergaben beispielsweise eine Konkordanzrate von nur 50 bis 80 Prozent, was für eine rein genetische Erkrankung – auch unter Einbeziehung früher Spontanmutationen – deutlich zu niedrig ist. Die höhere gemeinsame Auftretenswahrscheinlichkeit einer ASS bei *zwei*eiigen Zwillingen im Vergleich zu anderen Geschwistern spricht dafür, dass auch prä- und perinatale Umweltfaktoren (die von Zwillingen ja geteilt werden) eine Rolle spielen. Zum Beispiel ließ sich ein erhöhtes Risiko für ASS bei vorgeburtlichen Infektionen mit Röteln- oder Zytomegalieviren nachweisen. Auch bestimmte Medikamente (Valproat, Barbiturate) erhöhen – in der Schwangerschaft eingenommen – das Autismusrisiko. Die bei ASS statistisch etwas gehäuft vorkommende Frühgeburtlichkeit wird aktuell weniger als Ursache der autistischen Symptome betrachtet, sondern als Folge einer gemeinsamen (etwa genetischen) Grundlage.

Dass mit dem elterlichen Alter das statistische Risiko für eine ASS beim Kind steigt, kann verschiedenste Ursachen haben, unter anderem die erhöhte Mutationswahrscheinlichkeit, aber auch die oft erst späte Familiengründung bei Eltern mit deutlichen autistischen Zügen. Einige Studien konnten zeigen, dass höhere intrauterine Testosteronspiegel die statistische Wahrscheinlichkeit für ASS erhöhen; ob dies allerdings eine kausale Relevanz hat, ist bislang nicht hinreichend geklärt. Für die Hypothese, dass Autismus durch Impfungen oder Veränderungen der Darmflora verursacht werden könnte, fand sich bislang keine wissenschaftliche Evidenz. Auch die psychodynamische Hypothese einer Verursachung von Autismus durch eine auf das Kind nicht hinreichend emotional reagierende Mutter gilt als widerlegt.

Dass das Milieu und das emotionale Klima, in dem ein Kind aufwächst, auf den Umgang des Individuums mit sich selbst und seinen Symptomen deutliche Auswirkungen hat, ist dabei unbestritten: So können Kinder mit ASS unter annehmenden und fördernden Bedingungen deutlich höhere soziale Kompetenzen und Fertigkeiten im Umgang mit sich selbst und der Welt erreichen als unter schwierigen Bedingungen mit Ablehnung und Verurteilung autistischer Symptome.

Während man noch vor 25 Jahren davon ausging, dass ASS seltene Erkrankungen seien, findet sich über die letzten Jahre ein geradezu explosionsartiges Zunehmen der Prävalenzzahlen. Dies scheint sowohl durch ein besseres Wissen über ASS und damit verbundener höherer diagnostischer Aufmerksamkeit bedingt zu sein als auch durch eine Verschiebung des Cut-offs zum Normalen hin als auch durch eine nicht auszuschließende reale Zunahme der Erkrankungshäufigkeit. Aktuelle Zahlen aus den USA, Großbritannien und Südkorea deuten darauf hin, dass 0,5 bis 2 Prozent aller Menschen betroffen sind. Das Männer-Frauen-Verhältnis variiert zwischen 2:1 und 8:1.

»Autismus-Spektrum-Störungen« resultieren weitgehend aus genetisch bedingten Ursachenkomplexen, sind damit aber nicht allein zu erklären und können in ihren sozialen und intrapsychischen Auswirkungen durch ein förderndes Umfeld auch deutlich abgeschwächt werden.

Symptomatik

Die Vorstellungen davon, was hochfunktionaler Autismus eigentlich ist, gehen weit auseinander, sind oft sehr klischeebehaftet und bisweilen ziemlich diffus. Auch die Beschreibungen in der ICD-10 (»Störung der sozialen Interaktion und der Kommunikation bei eingeschränktem, repetitivem Verhaltensrepertoire«) bleiben zuerst einmal abstrakt. Insofern erscheint es als sinnvoll, die Symptomatik des hochfunktionalen Autismus an dieser Stelle zu konkretisieren und zu illustrieren.

Dass die Vielfalt des Menschlichen auch im Bereich der ASS unüberschaubar ist, bedarf eigentlich keiner Erwähnung: Nichtsdestotrotz ist es immer wieder sinnvoll, sich daran zu erinnern, dass auch im großen Topf der ASS sehr unterschiedliche Individuen anzutreffen sind. Die Spanne reicht von nicht sprechenden frühkindlichen Autisten bis hin zu Menschen, die fast »normal« wirken, über Partnerschaft, Haus und Familie verfügen und einem üblichen Beruf nachgehen.

Trotz dieser sehr großen Spanne haben all diese Menschen einige Charakteristika gemein – ob diese als wesentlich erachtet werden, ist dabei eine offene und nur individuell zu beantwortende Frage. Hier sollen einige dieser Charakteristika – mit Fokus auf hochfunktionale ASS im Erwachsenenalter – beschrieben werden, selbstverständlich ohne dass jeder Mensch mit ASS jedes einzelne davon aufweisen muss: Im Zentrum der Symptomatik stehen meist Schwierigkeiten im sozialen Kontext, also zum Beispiel ausgeprägte Probleme mit der Kontaktaufnahme mit anderen Menschen, mit dem Sich-Einfügen in Gemeinschaften, mit dem intuitiven Verstehen ungeschriebener sozialer Regeln und mit dem intuitiven Einhalten hierarchischer Strukturen. Ganz konkret fällt es den meisten Erwachsenen mit ASS schwer, Mimik, Gestik und Prosodie (lautliche Eigenschaften des Sprechens) des Gegenübers zu interpretieren und diese Formen paraverbaler Kommunikation im Kontakt intuitiv und angemessen anzuwenden. Nicht selten liegen auch leichte bis mittelschwere Formen einer Prosopagnosie vor, also eine geringer ausgeprägte Fähigkeit, Gesichter am Gesamteindruck wiederzuerkennen.

KOMMUNIKATION In der Kommunikation bestehen meist desto größere Schwierigkeiten, je nonformaler ein Thema und je indirekter die Ausdrucksweise ist: Während sachbezogene Diskussionen leichter fallen, ist Small Talk für Erwachsene mit ASS oft völlig unverständlich und führt zu raschem Ausklinken aus dem Gespräch. Probleme beim Verstehen indirekten Sprechens zeigen sich besonders, wenn etwas »durch die Blume« ausgedrückt oder Ironie oder situationsbezogener Humor verwendet wird. Auch eine sehr bildliche, metaphorische Sprache wird nicht oder nur verzögert verstanden. Lüge und Wahrheit, Spaß und Ernst, exakte Darstellung und Übertreibung können häufig nicht auseinandergehalten werden. Komplexere zwischenmenschliche oder gar gruppendynamische Prozesse werden selten angemessen erfasst. Die interaktionelle Fantasie und auch die Fähigkeit, zu lügen, zu manipulieren und zu übertreiben, ist deutlich reduziert oder entwickelt sich lebensgeschichtlich sehr spät.

Neben diesen hier grob umrissenen Symptomen aus dem Bereich der sozialen Kommunikation und Interaktion finden sich auch in weiteren Bereichen Auffälligkeiten: So besteht häufig eine ausgeprägte

Abwehrhaltung gegen fast jede Art von Veränderung: Oft werden immer gleiche Wege, immer gleiches Essen, immer gleiche Abläufe und nicht selten sogar exakt immer gleiche Tage bevorzugt. Unangekündigte Veränderungen im Tagesablauf, in der Zimmerordnung oder in der Sitzordnung verursachen deutlich mehr Stress als bei neurotypischen Menschen. Ritualisierte, vorhersehbare Abläufe werden bevorzugt. Auch besteht häufig eine Tendenz zu motorischen und verbalen Stereotypien (die allerdings in der Öffentlichkeit oft unterdrückt werden), beispielsweise »Schaukeln« mit dem Oberkörper, »Flattern« mit den Händen, Hüpfen bei Aufregung oder das Wiederholen schöner Worte.

SENSORIK Sehr häufig bestehen sensorische Symptome mit beispielsweise Überempfindlichkeit gegen Geräusche, Licht oder Berührungen, mit einer deutlichen akustischen Diskriminationsstörung (das gesprochene Wort wird vor lauten Geräuschkulissen – etwa in einer Gaststätte – nicht verstanden) und dem bewussten Wahrnehmen leiser, gleichmäßiger Nebengeräusche. Auch hyposensorische Symptome sind nicht selten, zum Beispiel eine reduzierte Empfindlichkeit für Schmerzreize oder eine verminderte Hunger- oder Kältewahrnehmung. Die sensorischen Symptome führen häufig zu sogenannten »Overloads« mit Reizüberflutungszuständen, die in »Meltdowns« (etwa mit Wutausbrüchen) oder »Shutdowns« (mit Mutismus etc.) gipfeln können.

Zuletzt sei auch der typische kognitive Verarbeitungsstil genannt, der durch eine Tendenz zur Muster- und Detailwahrnehmung sowie davon gekennzeichnet ist, Sachverhalte zu visualisieren und/oder zu systematisieren sowie sich sehr auf die Details einer Sache zu fokussieren und das »große Ganze« aus dem Blick zu verlieren.

> Sensorik, Seite 124

LITERATUR Für einen tieferen Einblick in autistisches Erleben und Verarbeiten ist die Lektüre von Autobiografien von Menschen mit ASS sehr zu empfehlen, zum Beispiel die Bücher von Susanne Schäfer, Dawn Prince-Hughes, Daniel Tammet und Axel Brauns, die im Literaturverzeichnis genannt sind.

Nach unserer Erfahrung können auch die etablierten neuropsychologischen Modelle von Autismus dazu beitragen, Autismus und seine Symptomatik besser zu verstehen. Aus diesem Grund sollen im Folgenden zumindest einige neuropsychologische Modelle ausführlicher erklärt werden.

In der Kommunikation mit Autisten sollte weitgehend auf »Zwischentöne«, Metaphorik, Humor, Ironie und andere »uneigentliche« Redeweisen verzichtet werden.

Kognitionspsychologische und neurobiologische Erklärungsansätze

Seit den späten 1970er-Jahren haben sich verschiedene kognitionspsychologische und neurobiologische Ansätze entwickelt, die meist mit dem Ziel antraten, Autismus in seinem Kern zu beschreiben oder gar kausal zu erklären. Es stellte sich allerdings immer wieder heraus, dass die jeweiligen Theorien weit davon entfernt sind, Autismus vollständig zu erklären; nichtsdestotrotz haben sich zumindest einige von ihnen als sehr hilfreich darin erwiesen, Autismus als Phänomen zugänglicher und verständlicher zu machen.

THEORY OF MIND Die wahrscheinlich bekannteste Hypothese ist diejenige der fehlenden oder reduzierten »Theory of Mind« oder »Mentalisierungsfähigkeit«. Mit diesen Ausdrücken ist die Fähigkeit von Menschen (und sogar manchen Tieren) gemeint, sich ein Bild davon zu machen, in welchem *inneren* Zustand sich das jeweilige Gegenüber befindet. Zu diesem inneren Zustand gehören die Gefühle der Person ebenso wie ihre Bedürfnisse, Intentionen und Gedanken. Auch das Vorwissen, das wir beim Gegenüber annehmen, spielt eine große Rolle. Letztlich ist es sehr erstaunlich, dass neurotypische Kinder schon sehr früh ein inneres Modell davon haben, wer was schon weiß: So wissen sie, wem welche dritte Person schon bekannt ist und wem sie erklären müssen, wer das ist (Perner 1991).

Dieses Modell entsteht bei Menschen mit ASS sehr viel später (Baron-Cohen 1991): Autistische Kinder fangen häufig »bei Adam und Eva« an zu erklären oder setzen Vorwissen voraus, das ihr Gegenüber gar nicht haben kann. Häufig ist auch die reduzierte Mentalisierung dessen, was den anderen interessieren oder auch langweilen könnte. Impliziert in der Fähigkeit zur Theory-of-Mind-Bildung ist die Fähigkeit, »Dinge« mit und ohne innere Zustände intuitiv zu unterscheiden. Diese scheint insbesondere bei kleinen Kindern mit schwereren ASS-Formen schlechter ausgeprägt zu sein als bei neurotypischen Kindern. Manche Autoren beschränken das Konzept der Theory of Mind auf das eher *denkende* Erfassen mentaler Zustände und unterscheiden es von »emotionaler Empathie«, also dem unmittelbaren Mit*fühlen* von Affekten anderer. Da die Fähigkeit zum Mit*fühlen* bei vielen Menschen mit ASS deutlich besser ausgeprägt ist als die Fähigkeit zur sachlichen Erfassung innerer Zustände, ist diese Unterscheidung sinnvoll.

Während bei Kindern mit ASS tatsächlich ein Defizit der Theory of Mind auch experimentell gut nachweisbar war, stellte sich heraus, dass Erwachsene mit ASS experimentelle Mentalisierungsaufgaben nicht schlechter meistern als Kontrollpersonen. Dies führte insofern zu einer Modifikation der Hypothese, dass die Theory of Mind bei

Menschen mit ASS nicht etwa fehlt oder als rein defizitär zu betrachten ist, sondern sich langsamer und anders entwickelt. In der klinischen Beobachtung allerdings zeigen sich auch bei Erwachsenen mit ASS noch immer Auffälligkeiten im Bereich der Theory of Mind. Zum Beispiel scheint die Fähigkeit zur Mentalisierung auch bei ihnen weniger automatisch »anzuspringen«. Manche Betroffenen scheinen sich immer wieder daran erinnern zu müssen, auf den inneren Zustand des Gegenübers zu achten.

BEISPIEL

Herr U., ein 49-jähriger promovierter Physiker, berichtet, dass er sich zwar durchaus in andere Menschen hineinversetzen könne, dass er dies aber häufig »vergesse«. So habe er einen Kollegen, der ihm einen großen Gefallen getan habe, vor den Kopf gestoßen, indem er vergessen habe, sich zu bedanken. Er sei sehr dankbar gewesen, ihm sei aber »entfallen«, dass es dem Kollegen wichtig sein könnte, dass er dies auch äußere. An so etwas müsse er sich bewusst erinnern. Aus demselben Grund habe er sich angewöhnt, bei eigenen Vorträgen und in Gesprächen einen regelmäßigen Vibrationsalarm auf seinem Mobiltelefon einzustellen, um sich daran zu erinnern, dass er prüfen müsse, ob seine Zuhörer noch interessiert und bei der Sache seien.

Obwohl also das Defizit der Theory of Mind sicher nicht der kausale Kern von ASS ist, ist es als Paradigma doch sehr gut dafür geeignet, Menschen mit Autismus für andere Menschen verstehbarer und ihre sozialen »Fehlleistungen« nachvollziehbarer zu machen, was dazu beitragen dürfte, diese weniger moralisch zu beurteilen.

Eine weitere »klassische« Hypothese ist diejenige der »schwachen zentralen Kohärenz«: Im Gegensatz zur Theory-of-Mind-Hypothese können mit ihrer Hilfe nicht nur die sozialen Symptome von ASS erklärt werden, sondern auch die Besonderheiten des Verarbeitungsstils und die nicht seltenen Sonderbegabungen: Die ursprüngliche Version der Theorie beschreibt Autismus als Defizit ganzheitlicher, holistischer oder »gestalthafter« Wahrnehmung bei gleichzeitig erhöhten Fähigkeiten zu Detailwahrnehmung und Fehlererkennung (Happé & Frith 2006). Klinisch bildet sich die Theorie in den Beobachtungen ab, dass Menschen mit ASS beispielsweise tatsächlich oft bessere Korrekturleser sind, dass sie sich oft in Details verzetteln und vor lauter Details das »große Ganze« einer Sache aus den Augen verlieren. Neuere Untersuchungen konnten allerdings zeigen, dass es sich auch bei der »schwachen zentralen Kohärenz« nicht um ein kategoriales Defizit handelt, sondern vielmehr um einen präferierten kognitiven Stil: Erwachsene mit ASS sind, wenn sie entsprechend instruiert werden, durchaus in der Lage, auf die Gesamtheit einer Sache zu schauen, sie tendieren lediglich aus spontanem Antrieb heraus mehr als neurotypische Menschen dazu, eher auf die Einzelheiten einer Sache zu fokussieren.

Weitere Erklärungsansätze sollen hier nur stichwortartig genannt werden. Ein neurobiologisches Korrelat der Hypothese der schwachen zentralen Kohärenz ist die sogenannte Konnektivitätshypothese, die eine globale Hypokonnektivität (wenig lange Verbindungen im Gehirn, die entfernte Areale verknüpfen) und eine lokale Hyperkonnektivität (viele kurze Verbindungen) als Ursache von Autismus annimmt. > Theory of Mind, Seiten 55, 112 f.

Eine ältere Theorie nimmt ein Defizit der sogenannten Exekutivfunktionen an, also unter anderem ein Defizit der Fähigkeit, innere und äußere Prozesse zu planen, zu organisieren und zu priorisieren, der Fähigkeit, Impulse zu unterdrücken, sowie der Fähigkeit, Probleme flexibel und kreativ zu lösen.

In den letzten Jahren wurden noch weitere Theorien vorgestellt, die zum Teil deutliche Überschneidungen aufweisen. Zu nennen sind hier die »Enhanced Perceptual Functioning in Autism«, die »Intense World Theory« und die Hypothese der »zu realen Wahrnehmung«, die beide Autismus als Defizit sensorischer Filter- und Korrekturfunktionen auffassen, die schon genannte Hypothese der reduzierten neuronalen Konnektivität, die Hypothese des Integrationsdefizits, die Monotropismushypothese und die »Extreme Male Brain«-Hypothese, die Autismus als Ausdruck einer Extremform des männlichen Gehirns als Folge hoher vorgeburtlicher Testosteronexposition auffasst. Großen wissenschaftlichen Niederschlag fand in den letzten Jahren die Theorie eines veränderten »predictive coding« bei ASS, die (verkürzt gesagt) davon ausgeht, dass das menschliche Gehirn in hohem Maße damit beschäftigt ist, die nähere und fernere Zukunft zu modellieren und die aktuelle Wahrnehmung damit abzugleichen. Dabei wird vermutet, dass das Realitätsmodell bei ASS weniger stark von Vorerfahrungen beeinflusst wird als bei neurotypischen Personen und dass gleichzeitig eine verringerte Abweichungstoleranz besteht (Van de Cruys u. a. 2014). Über diese Theorie kann insbesondere gut erklärt werden, warum Autisten viel stärker als andere Menschen auf erwartbare Abläufe und »die Einhaltung des Plans« angewiesen sind.

Kompensationsleistungen

Erwachsene mit einer Autismus-Spektrum-Störung bringen neben ihrer Lebenserfahrung auch sehr viel Erfahrung mit ihren autistischen Eigenschaften mit und haben oft ausgefeilte Strategien im Umgang mit den eigenen Defiziten entwickelt. Insbesondere diejenigen Menschen, die in der Kindheit nicht diagnostiziert wurden, entwickeln häufig ausgeklügelte Kompensationsstrategien für ihre autistischen Eigenheiten, sodass Symptome, die in der Kindheit noch sehr auffällig waren, beim Erwachsenen kaum mehr sichtbar sind. So unterdrücken Erwachsene mit ASS häufig stereotype Bewegungen, Echolalie, Wortwiederholungen, laute Selbstgespräche und die eigene Routineorientierung (das Tragen immer gleicher Kleidung oder das Essen immer gleicher Lebensmittel), um sozial nicht aufzufallen. Nicht selten üben Jugendliche mit ASS stundenlang vor dem Spiegel ihre Mimik, um weniger »trocken« und desinteressiert zu wirken. Durch bewusstes Erlernen sozialer Regeln, zum Beispiel das Lesen des »Knigge«, Flirtseminare, soziales Kompetenztraining oder Schauspielunterricht, entwickeln manche von ihnen ein differenziertes, bewusst gesteuertes Verhaltensrepertoire, das nach komplexen Algorithmen (aus endlich vielen, wohldefinierten Einzelschritten bestehende Handlungsvorschrift) abgerufen werden kann (»Masking«). In sehr schwierigen sozialen Situationen mit vielen Menschen, in denen diese Algorithmen nicht mehr funktionieren oder zu langsam sind, um »situationsadäquates« Verhalten zu generieren, haben viele eine bewusste Zurückhaltung erlernt, um auch dort nicht aufzufallen.

MONITORINGFUNKTION Viele gut angepasste Personen mit ASS schildern einen permanent mitlaufenden »zweiten Monitor«, auf dem die bewusste Steuerung sozialer Kommunikation abläuft; etwa wie folgt: »Jetzt das Gegenüber anschauen, jetzt wieder wegschauen, jetzt prüfen, ob er noch interessiert ist, jetzt lächeln, Achtung, jetzt nicht den Chef unterbrechen, Nicken nicht vergessen oder freundliches ›Mhm‹ machen; Achtung, die Frage ›Könnte jemand …‹ ist wahrscheinlich eine verdeckte Aufforderung an mich, deshalb nicht auf den Boden starren, nicht mit dem Oberkörper schaukeln.«

Die Anpassung kann zur weitgehenden Unauffälligkeit führen, bleibt aber brüchig, wie das folgende Beispiel zeigt.

BEISPIEL

Die Psychologin Birgit SAALFRANK erhielt im Alter von 39 Jahren die Diagnose eines Asperger-Syndroms. Sie berichtet (2015): »Die

AS-Diagnose hat mein Identitätsgefühl völlig erschüttert und verändert. Hatte ich vorher eine Art ›Scheinidentität‹ oder ›Berufs-Ich‹ ausgebildet, die mir all die Jahre ermöglicht hatte, mein Berufsleben zumindest nach außen hin recht gut zu absolvieren, so brach diese Identität mit der Diagnosestellung völlig in sich zusammen. Ich funktionierte nicht mehr und konnte nicht mehr arbeiten. Aufgrund der jahrelangen beruflichen Überforderung war ich in ein Dauer-Burn-out geraten, von dem ich mich auch in der Folge nicht mehr völlig erholen konnte. [...] Mein theoretisches Interesse an Psychiatrie und Psychotherapie geht nach wie vor einher mit einer praktischen Überforderung durch menschliche Kontakte und Blickkontakte, so auch durch psychotherapeutische Tätigkeit. [...] Bei mir selbst war es [...] so, dass ich nach der Diagnosestellung eine Art ›autistischen Schub‹ hatte. Alles, was ich mir jahrelang an autistischen Besonderheiten verkniffen hatte, drängte nun mit aller Macht an die Oberfläche.«

Die Monitoringfunktion kann zu einem zumindest auf den ersten Blick weitgehend unauffälligen Erscheinungsbild führen, sodass die im Kindesalter noch auffällige soziale Ungeschicktheit beispielsweise durch perfekte Manieren kompensiert wird. Das bewusste Erinnern von Gesichtscharakteristika (Narben, Augenbrauenform, Haaransatz etc.) und Gesichtsbewegungen hilft über Probleme der Gesichtserkennung hinweg. Auch Blickkontakt kann bewusst erlernt werden: Häufig blicken Menschen mit ASS dem Gegenüber bewusst und nach bestimmten Regeln (etwa drei Sekunden) *zwischen* die Augen, was im durchschnittlichen Kontakt nicht auffällt. Ebenso kann der in der Kindheit noch auffällige Konkretismus im Sprachverständnis (das Wörtlichnehmen von übertragen oder bildlich Gemeintem) durch das Erlernen von Sprichwörtern und Redewendungen nach Wörterbuchprinzip kompensiert werden, sodass er nicht mehr so einfach beobachtbar ist.

Während diese Kompensationsleistungen das *Erscheinungsbild* des Individuums mit ASS deutlich normalisieren, bezahlen die Betroffenen diese auf der *innerpsychischen* Ebene häufig mit schweren Erschöpfungssymptomen. Versucht man probeweise einmal, das eigene Sozialverhalten durchgehend bewusst zu monitoren und zu steuern, bemerkt man rasch, was für eine massive Anstrengung dies bedeutet und wie sehr dies langfristig erschöpfen kann. Daneben lässt sich auch leicht vorstellen, dass dieses an Algorithmen orientierte und bewusst gesteuerte Verhalten über längere Zeit den Zugang zu natürlichen intuitiven Verhaltensweisen und Motivationen verstellen und damit zu einem Gefühl der Selbstentfremdung führen kann. Dieses ist wiederum oft der Boden von Anhedonie und Sinnlosigkeitsgefühlen. Im Umgang mit diesen Menschen ist die kritische Reflexion von Kompensationsmechanismen ein häufiger Gesprächsfokus. > Prozessbegleitung, Seiten 50, 80, 147 f.

Viele Defizite bei Störungen aus dem Autismusspektrum sind kompensierbar. Die Kompensationen bedeuten für die Betroffenen allerdings ein hohes Maß an Konzentration und Mühe, sodass Erschöpfungszustände auftreten können.

Krankheit, Behinderung, Normvariante?

Der Begriff der Autismus-Spektrum-Störung enthält als essenziellen Bestandteil den Begriff der »Störung«. Dies ist diskussions-, wenn nicht vollständig fragwürdig. Menschen aus dem Autismusspektrum sind nicht per se »gestört«.

Auch impliziert eine »Störung«, dass man diese irgendwie »entstören« könnte oder sollte. Auch diese Implikation ist falsch: Mit Sicherheit kann man Autismus nicht »wegmachen«. Zudem wollen keineswegs alle Betroffenen, dass ihnen ihre autistischen Eigenschaften genommen werden. Vielmehr würden viele es sogar als Verlust empfinden, Eigenschaften zu verlieren, die doch – auch wenn sie manchmal Bürde sind – zutiefst zum Selbst gehören. Der Ausdruck »Störung« ist hier also offenkundig unangemessen.

Die reine Betrachtungsweise der ASS als Normvariante oder Eigenschaftscluster wird der Sache allerdings auch nicht gerecht: Sieht man den zum Teil massiven Leidensdruck, unter dem Betroffene stehen, und die starke Angewiesenheit auf Hilfe, kommt es manchem fast als Hohn vor, wenn dies als irrelevante kleine Normabweichung abgetan wird. Im Rahmen autistischer Probleme kommen Leidenszustände vor, die nicht anders denn als »Krankheit« oder »Störung« zu verstehen sind und manchmal auch ein massives medizinisches, therapeutisches Eingreifen erfordern. > Krankheitsbegriff, Seiten 18 f., 90 f.

Oft ist das Verstehen des Autismus als »Behinderung« recht produktiv, da mit dem Begriff der Behinderung deutlich weniger als mit dem Begriff der Störung die Implikation einhergeht, dass es sich um einen krankhaften und behandelbaren Zustand handelt. Auch macht »Behinderung« deutlich, dass betroffene Menschen sich nicht etwa »blöd anstellen«, sondern Unterstützung in bestimmten Belangen des Lebens brauchen. Nichtsdestotrotz bildet auch der Begriff der Behinderung nur den Aspekt *fehlender* Kompetenzen ab und nicht den Bereich der »autistischen Ressourcen«. > Ressourcen, Seiten 45 f.

Aus dieser kurzen Darstellung wird deutlich, dass sich Autismus-Spektrum-Störungen in den Kategorien von Krankheit, Behinderung und Normvariante nicht hinreichend abbilden lassen. In Ermangelung besserer terminologischer Alternativen muss aber – auch im praktischen Alltag – immer wieder auf sie zurückgegriffen werden. Und hier empfiehlt sich ein relativ pragmatisches Vorgehen, das auf individuelle Gegebenheiten genauso Rücksicht nimmt wie auf die aktuelle Situation der Betroffenen und ihrer Familie. Dies kann dazu führen, dass die ASS eines Menschen in einer Lebensphase (etwa wenn er eine gut passende berufliche Nische gefunden hat) eher als Normvariante, in einer anderen (vielleicht bei Arbeitslosigkeit oder nach einer Trennung) eher als »Krankheit« und in einer dritten (bei Partner- und Arbeitsplatzsuche) eher als Behinderung aufzufassen ist. Obwohl auch dies dem menschlichen Bedürfnis nach klaren Kategorien nicht gerecht wird, bildet es unseres Erachtens doch die Realität am besten ab.

Diagnosestellung und Komorbidität

Die Mehrzahl der Autismus-Spektrum-Störungen wird heutzutage im Kindes- oder Jugendalter diagnostiziert, sodass sich die Frage der Diagnose bei jungen Erwachsenen oft nicht mehr stellt. Bei vor 1980 geborenen Personen allerdings besteht eine deutliche »diagnostische Lücke«, da insbesondere hochfunktionale ASS vor etwa 1990 häufig nicht als solche erkannt wurden. Insofern muss für diese Personengruppe im höheren Erwachsenenalter eine Autismusdiagnostik nachgeholt werden. Diese ist mitunter nicht einfach, da die Diagnose immer auch retrospektiv erfolgen muss, also mit einem plausiblen Nachweis, dass die Symptome der ASS bereits im Kindergarten- und Grundschulalter bestanden. Zusätzlich erschwerend kommen die im vorigen Abschnitt beschriebenen Kompensationsleistungen hinzu, die dazu führen, dass viele Symptome nicht mehr auf den ersten Blick beobachtbar sind. Aus diesem Grund ist eine Diagnosestellung vor allem auf Basis der »Beobachtungsskala für autistische Symptome« (ADOS), die im KJPP-Bereich als Goldstandard gilt, oft nicht möglich.

Leitliniengerecht – nach NICE-Guidelines und auch nach den teilweise schon erschienenen deutschen S3-Leitlinien – ist im Erwachsenenalter die *klinische* Diagnosestellung. Diese umfasst üblicherweise mehrstündige Eigen- und Fremdanamnesen, wenn möglich auch die Fremdanamnese für die Kindheit durch die Eltern. Hinzu kommt immer die – um autismusspezifische Aspekte ergänzte – psychiatrische Untersuchung und semistrukturierte Verhaltensbeobachtung. Als sinnvolle Ergänzung gelten die standardisierte Verhaltensbeobachtung mit der ADOS, eine ausführliche psychometrische Evaluation mit Fragebögen (Autismus-Spektrums-Quotient, Empathie-Quotient, Australian Scale for Asperger's Syndrome, Skalen zur Erfassung sozialer Reaktivität etc.) und die neuropsychologische Testung (Tests zur Mimik- und Gesichtererkennung, videobasierte Tests der sozialen Kognition, Tests zur Sprachpragmatik). Die Diagnosestellung selbst erfolgt als Konsensdiagnose aller beteiligten Personen und bezieht am Ende auch die Fragen des Leidensdrucks und des psychosozialen Funktionsniveaus mit ein.

DIFFERENZIALDIAGNOSTIK In der Praxis müssen ASS von verschiedenen anderen Störungsbildern abgegrenzt werden, allerdings ist die Abgrenzung zur ADHS sowohl im Kinder- und Jugendalter als auch im Erwachsenenalter mitunter schwierig. In den internationalen Klassifikationssystemen hat sich diesbezüglich – wie im Abschnitt »Historische Entwicklung, Definition und Terminologie« beschrieben – ein Paradigmenwechsel ergeben. Während in der ICD-10 noch eine Doppeldiagnose ASS und ADHS *per definitionem* ausgeschlossen wurde, ist diese im DSM-5 (und zukünftig auch in der ICD-11) explizit möglich, da ASS und ADHS gemeinsam mit anderen frühen Auffälligkeiten wie Intelligenzminderung und Tourette-Syndrom unter dem gemeinsamen Dach der »neuronalen Entwicklungsstörungen« zusammengefasst wurden. Die Doppeldiagnose ASS und ADHS sollte allerdings nur dann gestellt werden, wenn Unaufmerksamkeit und Hyperaktivität nicht vor allem durch den Autismus begründet werden können, zum Beispiel wenn Konzentrationsprobleme nur in unruhigen Umgebungen oder Symptome der Hyperaktivität nur in sozial komplexen Situationen auftreten.

Im Erwachsenenalter müssen ASS auch von verschiedenen Persönlichkeitsstörungen, Zwangsstörungen, Angststörungen und Psychosen abgegrenzt werden. Finden in der Diagnostik reine Querschnittsuntersuchungen Anwendung, sind Verwechslungen mit Prodromen von schizophrenen Psychosen, mit subakut verlaufenden Schizophrenien und mit schizotypen Störungen nicht selten. Die Differenzierung erfolgt hier durch Fremdanamnese bezüglich der Kindheitsentwicklung. Da Persönlichkeitsstörungen aus ätiologischer Sicht immer Mischformen genetischer Veranlagung und Prägungen durch die Umwelt darstellen, liegt es auf der Hand, dass in den genetisch angelegten Wesensmerkmalen von Persönlichkeitsstörungen auch einmal ASS (und ADHS) verborgen sein können. So wird für einen Teil der Patientinnen und Patienten mit einer Borderline-Persönlichkeitsstörung, mit paranoiden und anankastischen Persönlichkeitsstörungen oder schizoiden Persönlichkeitsstörungen angenommen, dass ihnen autistische Wesensmerkmale zugrunde liegen – meist in Kombination mit schlechten Umweltbedingungen in der Kindheit.

Daraus ergibt sich, dass die Differenzialdiagnose von ASS zu den Persönlichkeitsstörungen in einigen Fällen nur unscharf möglich ist. Die schizoide Persönlichkeitsstörung beispielsweise deckt sich in der Symptomatologie in so vielen Punkten mit den ASS, dass manche Autoren anzweifeln, ob es sich bei der Diagnose überhaupt um eine von ASS abgrenzbare Entität handelt.

Besser abgrenzen lassen sich ASS von narzisstischen Persönlichkeitsstörungen, obwohl manche autistischen Eigenheiten gerne als narzisstisch fehlgedeutet werden: So wird das schlechte Gespür für angemessenes Sozialverhalten und Reziprozität häufig so interpretiert, als lebten die Patienten in dem Gefühl, dass soziale Regeln für sie keine Geltung hätten. Wenn Patienten dann noch unverblümt äußern, dass sie substanziell anders als andere (»besonders«) seien, ist eine Narzissmusdiagnose schnell gestellt. Unterscheidend kann hier – neben der Fremdanamnese für die Kindheit – zum einen der Übertragungsmodus sein: zum Beispiel Idealisierung bzw. Entwertung oder Zwillings- bzw. Spiegelübertragung bei narzisstisch akzentuierten Personen versus wenig Übertragungsaktivität mit deutlicher Sachorientierung bei ASS. Zum anderen zeigt sich etwa beim Umgang des Patienten mit Kritik durch den Untersucher oft rasch ein deutlicher Unterschied: Viele Menschen mit ASS »vertragen« sachliche Kritik (»Sie unterbrechen mich zu häufig« und Ähnliches) sehr gut und sind oft froh, wenn Kritik nicht »durch die Blume« (also für Menschen mit ASS kaum dechiffrierbar), sondern sehr explizit geäußert wird. Menschen aus dem narzisstischen Spektrum hingegen empfinden explizite Kritik oft als unangemessen, beleidigend und ärgerlich. > Gegenübertragungen, Seiten 55 ff., 112

Auch Zwangsstörungen können gelegentlich mit ASS verwechselt werden, wobei unterscheidend neben der Kindheitsanamnese auch der ich-syntone Charakter von zwanghaft anmutenden autistischen Stereotypien und Ritualen herangezogen werden kann, die sich meist gut von ich-dystonen, von irrationalen Ängsten begleiteten »echten« Zwängen unterscheiden lassen. Da Menschen mit ASS häufig soziale Ängste aufweisen und Menschen mit Angststörungen oft ein auffälliges Sozialverhalten zeigen, ist auch die Differenzialdiagnose zwischen diesen beiden Störungsbildern immer wieder von Bedeutung. Hilfreich bei der Differenzialdiagnose ist – neben der Kindheitsanamnese – die Unterscheidung von Bewertungsängsten (soziale Phobie) und Angst vor Reizüberflutung (Autismus) sowie die genaue Evaluation von Stereotypien, Routinen und Auffälligkeiten der Sprachpragmatik, die bei Angststörungen nicht auftreten sollten.

Zuletzt sei erwähnt, dass das (falsche) Klischee des »empathielosen Autisten« gelegentlich zu Verwechslungen mit einer Störung führt, die im angloamerikanischen Raum mit dem Begriff »Psychopathie« bezeichnet wird. Anders als bei Menschen mit ASS ist bei diesen die einfühlende, affektive Seite des Sich-in-andere-Hineinversetzens gestört, bei gleichzeitig guten bis sehr guten kognitiven Fähigkeiten, die Gefühle, Bedürfnisse und Intentionen anderer Menschen zu erkennen (und ggf. zu manipulieren).

Gemeinsam mit ASS und auch in der Folge von ASS können natürlich andere psychiatrische und neurologische Erkrankungen auftreten. Insbesondere depressive Episoden treten bei Erwachsenen mit ASS mit über 50 Prozent Lebenszeitprävalenz deutlich gehäuft auf, aber auch Zwangsstörungen, ADHS, Epilepsien und Tic-Störungen sind überzufällig oft zu beobachten.

Aufgrund vieler Symptomüberschneidungen ist eine gründliche Differenzialdiagnostik bei ASS nötig.

Hochfunktionaler Autismus und Sprache

Um Erwachsene mit hochfunktionalem Autismus verstehen zu lernen und sich auch den Unterschied zu Persönlichkeitsstörungen zu verdeutlichen, erscheint es uns als hilfreich, die Besonderheiten des Sprachverstehens, die viele Menschen mit ASS aufweisen, ausführlich zu beschreiben. Anhand der sprachlichen Symptome lässt sich am besten zeigen, dass autistische Symptome in keinem Sinne »neurotisch« oder psychoreaktiv zu verstehen sind, sondern Ausdruck einer »anderen« Form des Denkens und Fühlens.

Insbesondere bei hochfunktionalen Autismusformen fällt immer wieder ein sehr »spezieller« Umgang mit Sprache auf, den zwar viele Menschen mit ASS aufweisen, der aber sprachlich zu beschreiben gar nicht so leichtfällt: Auf der einen Seite findet sich eine geradezu kristalline Klarheit der Semantik (zum Beispiel Wort- und Satzbedeutungen) und eine überdurchschnittliche verbale Differenzierungsfähigkeit; auf der anderen Seite bereiten der Gesprächsfluss, die paraverbale Kommunikation (Kommunikation bzw. durch Auslassungen, Mimik, Gestik, Sprachmelodie, Variation der Sprechgeschwindigkeit) und das Verstehen von indirekt-verbal ausgedrückten Botschaften (»durch die Blume« Gesagtes, Metaphern, Ironie etc.) oft ganz erstaunliche Schwierigkeiten.

Um die Gemeinsamkeiten der »autistischen Psychopathen« im Gebrauch der Sprache zu beschreiben, bezog sich Hans Asperger in seiner Originalpublikation deshalb auf den Philosophen Ludwig Klages und führt folgende Unterscheidung ein: Neben der Funktion von Sprache, »sachliche Inhalte mitzuteilen«, kommt einer anderen, weniger bewussten Funktion »mindestens die gleiche Wichtigkeit zu«: dass sie »nämlich Träger von Ausdruckserscheinungen sei« (Asperger 1944). Und während seine jungen Patienten im Bereich »sachliche Inhalte mitzuteilen« oft überdurchschnittlich begabt schienen, wirkte ihr

Zugang zu (aktiven wie passiven) »Ausdruckserscheinungen« (ebd.) deutlich eingeschränkt.

Unter dem Begriff der Ausdruckserscheinung fasst Asperger dann all diejenigen Aspekte und Funktionen von Sprache zusammen, die beim Sprechen durch Wortstellung, Betonung, Haltung, Gestik, Mimik, Sprechgeschwindigkeit, Sprachmelodie und Situationsbezogenheit transportiert werden, aber nicht explizit zur Sprache kommen. So führt er aus: »Alle Affekte drücken sich vor allem durch Ausdruckserscheinungen aus; wie die miteinander redenden Menschen zueinander stehen, in Über- oder Unterordnung, in Sympathie oder Antipathie – das spricht untrüglich aus dem Ton ihrer Worte, [...] was Lüge und was Wahrheit, was ›tönendes Erz und klingende Schelle‹ und was wesenhaftes Sein sei, das erfahren wir vor allem aus jenen Ausdruckserscheinungen.« Asperger macht auch deutlich, dass vieles von diesen Gegebenheiten von allen Menschen »gar nicht intellektuell verstanden, sondern nur als Eindruck gefühlsmäßig empfunden« (ebd.) werden könne.

Obwohl das wissenschaftliche Bild noch sehr bruchstückhaft und die Befunde mitunter widersprüchlich sind, konnten einige Auffälligkeiten im (pragmatischen) Sprachverständnis und im Sprachgebrauch von Menschen mit ASS zumindest ansatzweise belegt werden. Viele der Auffälligkeiten können auf eine eingeschränkte Fähigkeit zurückgeführt werden, Äußerungen in Abhängigkeit vom jeweiligen konkreten Kontext angemessen zu interpretieren. So fiel schon früh auf, dass Kinder mit ASS deiktische Ausdrücke (*ich*, *du*) oftmals falsch verwenden. Erwachsenen mit ASS bereitet die Mehrdeutigkeit von Sätzen oftmals Schwierigkeiten, weil der Kontext nicht in ausreichendem Maße zur Disambiguierung (Auflösung von Mehrdeutigkeiten) herangezogen wird: So kann die scheinbar rein sachliche Aussage »Ich habe keine Eile« bei Betonung auf »Ich« in bestimmten Situationen ein

Ausdruck dessen sein, dass der Sprecher von der Eile des Gegenübers gestört ist, was wir im Sprechen meist intuitiv erfassen. Besonders auffällig ist bei manchen Menschen mit ASS die reduzierte Fähigkeit zur intuitiven Interpretation nicht wörtlicher Sprache wie Metaphern, Redewendungen oder Ironie. Auch das Verstehen von Humor scheint eingeschränkt zu sein.

Im Bereich der »sprachlichen Handlungen« (sogenannte Pragmatik) wurde ein vermindertes Verständnis *indirekter* Sprechakte beobachtet: dass zum Beispiel der Satz »Haben Sie eine Uhr dabei?« zwar semantisch eine Frage ist, pragmatisch in vielen Situationen aber eine Aufforderung bzw. eine Bitte darstellt (»Bitte, sagen Sie mir die Uhrzeit!«), ist für viele Menschen mit ASS intuitiv nicht zugänglich. Auffälligkeiten zeigen sich schließlich auch in Intonation, sprachbegleitenden Gesten und sprachbegleitenden Blickbewegungen. Die subjektive Bewusstheit sprachpragmatischer Defizite scheint bei hochfunktionalen Menschen mit ASS sehr hoch zu sein, was unter anderem aus der Beobachtung abgelesen werden kann, dass oft schon in der frühen Jugend Kompensationsanstrengungen unternommen werden.

BEISPIEL

Die 53-jährige Patientin Frau M. erinnert sich an ihre Jugend: »So etwa mit Beginn der Pubertät fiel mir auf, dass ich vieles nicht konnte, was meinen Altersgenossinnen selbstverständlich war. Ich nahm mir vor, das zu ändern, und verbrachte fortan Stunden damit, vor dem Spiegel ein freundliches Begrüßungslächeln (mit Einsatz der Augenringmuskeln) zu üben, meine Gestik auf die Worte abzustimmen und Sprache mehr zu ›singen‹. Da ich mir Gesichter nicht merken kann, lernte ich die Zahnstände meiner Mitmenschen auswendig, um sie dann daran erkennen zu können; das mache ich bis heute so. Die Bedeutung von Metaphern und Sprichworten erarbeitete ich mir mit Büchmanns ›Geflügelten Worten‹. Ich lernte auch verschiedenste Floskeln auswendig, die eine Aufforderung oder eine Kritik bedeuten können, ohne dass dies ausdrücklich gesagt wird.«

Auch die Organisation konversationeller Abläufe wie beim Sprecherwechsel bereitet in vielen Fällen Probleme. Beispielsweise zeigen Untersuchungen der Konversationsstruktur bei Kontrollpersonen sehr klar, dass es bestimmte Stellen im Redefluss gibt, an denen das Gegenüber den Sprecher unterbrechen »darf«; diese Regeln sind allerdings ausgesprochen bewusstseinsfern. Wird an anderen als den »erlaubten« Stellen unterbrochen, ist das Unterbrechen selbst ein Bedeutungsträger, zeigt zum Beispiel starke Ablehnung des Gesagten oder der Person. Menschen mit einer ASS beherrschen diese Regeln häufig nur unzureichend, unterbrechen also an den falschen Stellen, was dann wiederum vom Gegenüber als Respektlosigkeit interpretiert werden kann und entsprechende Reaktionen – etwa Ärger – hervorruft. Weiß das Gegenüber aber, dass es sich um fehlende Beherrschung einer sprachpragmatischen Regel und nicht um den Ausdruck von Respektlosigkeit handelt, kann es damit doch deutlich anders umgehen und das Phänomen auch direkter ansprechen.

Viele – wenn auch nicht alle – Erwachsene mit ASS sind sehr visuelle Menschen und denken vor allem in Bildern. In manchen Fällen müssen die Betroffenen gesprochene Sprache zuerst einmal in Bilder übersetzen, um sie überhaupt verstehen zu können, und die eigenen Bilder in Sprache fassen, um sich artikulieren zu können. Dies kann die Kommunikation massiv erschweren und zu deutlichen Fehleinschätzungen seitens anderer Kommunikationspartner führen, wenn zum Beispiel das autistische Gegenüber für »dumm« oder »verlangsamt« erklärt wird. In solchen Fällen müssen gemeinsam »Übersetzungsstrategien« entwickelt werden, die das gegenseitige Verstehen verbessern – siehe auch das Konzept des »high-visualizing« bei Temple Grandin (2006) oder die bei Sam Becker (2013) beschriebenen Kommunikationsschwierigkeiten. Es stellt dabei keinen Widerspruch dar, dass Menschen mit ASS einerseits sehr bildlich denken und andererseits oft Schwierigkeiten haben, (metaphorische) Bilder in ihre übertragenen Bedeutungen zu übersetzen.

In der Kommunikation können Abweichungen vom üblichen Sprechverhalten und Sprachverständnis auftreten, die nichts mit Respektlosigkeit zu tun haben, sondern aus Störungen der »Sprachpragmatik« bei ASS resultieren.

»Autistische« Ressourcen

Es ist schon fast zu einer Art Gemeinplatz geworden, dass Autismus nicht nur Nachteile für ein Individuum mit sich bringe, sondern auch eine Reihe von Vorteilen. Zuerst werden hier zumeist Sonderbegabungen genannt, die im Bereich der ASS tatsächlich gehäuft vorkommen und die sich medial auch gut präsentieren lassen. Die Mehrheit auch hochfunktionaler Menschen mit Autismus hat allerdings keine Sonderbegabungen und entspricht diesem Klischee damit nicht. Dies bedeutet aber keinesfalls, dass die nicht sonderbegabten Autisten keine Ressourcen hätten, und zwar auch solche, die mit ASS zumindest lose verknüpft sind. Hier gilt es im Umgang mit jedem einzelnen autistischen Menschen, nach Ressourcen zu suchen, die er individuell mitbringt. Stichwortartig seien einige Eigenschaften genannt, die man nach unserer Erfahrung häufiger findet als bei anderen Menschen: Ehrlichkeit, Lauterkeit, Loyalität, Gerechtigkeitssinn, Genauigkeit, Sachorientierung, Sachlichkeit, Zähigkeit, Perfektionismus, geringe Intriganz, unbestechlicher Blick auf Probleme, ungewöhnliche Perspektivnahmen, ungewöhnliche Formen von Kreativität oder auch die Besonderheit, dass Eintöniges nicht so schnell als langweilig empfunden wird. Vielen Betroffenen ist nicht klar, dass Autismus auch diese Ressourcen mit sich bringt, da sie diese Eigenschaften, die sie ja »schon immer« hatten, für etwas Selbstverständliches halten. Ein Bewusstmachen dieser Aspekte wird häufig als entlastend und bestärkend erlebt.

In der therapeutischen Arbeit gilt es vor allem, die individuell besonderen Stärken herauszuarbeiten, die den autistischen Personen selbst oft nicht einmal bewusst sind.

Helfender und therapeutischer Zugang

Gestaltung der Kommunikationssituation

Letztlich ergibt es sich aus den Symptomen der ASS von selbst, wie die Situation beschaffen sein sollte, in der ein sinnvoller Umgang mit den Betroffenen stattfinden kann. Wichtig ist eine sehr ruhige und eher reizarme Umgebung, zum Beispiel ohne häufig klingelndes Telefon oder hereinstürzende Menschen. Zu vermeiden sind unerwartete Berührungen, intensive Parfums oder Aftershaves, abrupte oder laute Geräusche oder etwa flackernde Lichtquellen.

Die Ritualisierung von Gesprächen mit einem immer gleichen zeitlichen Rahmen und definierten Abläufen von Begrüßung und Abschied und Ähnlichem ist sinnvoll. Für Gespräche sollte genügend Zeit und der Zeitrahmen für den Patienten transparent sein. Gespräche »zwischen Tür und Angel«, die mit manchen anderen Patienten einen situativ entspannenden Effekt haben können, werden von Menschen mit ASS eher als stressig empfunden, da sie die »Regeln und Skripte« eines solchen Gesprächs noch schlechter verstehen als diejenigen eines geordneten Pflege-, Psychotherapie- oder Arztgesprächs.

Wichtig ist es, dem Patienten ausführlich zu erklären, worum es in dem Gespräch gehen soll, oder dass er das Recht (und die Bürde) hat, die Inhalte des Gesprächs zu bestimmen. Von zentraler Bedeutung sind durchweg die Klarheit und Explizitheit der Aussagen des Helfers. Von der Kommunikation in Andeutungen, Bildern und (auch gut gemeinten) Späßen ist zuerst einmal abzusehen. Im weiteren Verlauf einer Behandlung können dann die Bedeutungen von Sprachbildern und Witzen interindividuell miteinander abgeglichen werden, sodass eine etwas »blumigere« Kommunikation möglich wird.

In der Anfangsphase einer Beziehung führt eine solche aber nur zu Missverständnissen und Verunsicherung. Manchmal ist es sogar sinnvoll, dem Patienten explizit zu sagen, ob man eine kurze oder lange Antwort auf eine Frage möchte. Undiplomatische Äußerungen, zu große Direktheit, als distanzlos empfundenes Verhalten, scheinbar fehlende Sensibilität oder fehlender Blickkontakt vonseiten des Patienten sollte vom Behandler natürlich nicht persönlich genommen werden. Weiterhin sollte dem Patienten sehr deutlich mitgeteilt werden, dass Nachfragen ausdrücklich erwünscht sind; wenn eine Frage oder Bemerkung des Behandlers bzw. des Patienten nicht verstanden wird, ist das Gegenüber aufgerufen, so lange nachzufragen, bis sich der Sachverhalt klärt.

MISSVERSTÄNDNISSE Missverständnisse sind in der Kommunikation zwischen autistischen und neurotypischen Gesprächspartnern sehr häufig. Die Patienten sind dies oft schon gewohnt und haben recht geschickte Strategien entwickelt, um über Missverständnisse unbemerkt hinwegzugehen, beispielsweise durch schweigendes freundliches Lächeln oder indifferente stereotype Aussagen wie »Ach, ja«. Hier gilt es, gemeinsam zu erlernen, wie man Missverständnisse klärt, und dafür auch immer wieder genug Zeit einzuräumen.

Eine nicht zu unterschätzende Rolle spielt – worauf Christine Preissmann (2013, 2016) in ihren Veröffentlichungen ausführlich eingeht – die Authentizität und Wohlgesinntheit des Helfers: Viele Menschen mit ASS haben ein fast untrügliches Gespür dafür, wenn der Therapeut versucht, jemand zu sein, der er nicht ist. Auf keinen Fall sollte man dem falschen Klischee des gefühls- und bindungslosen Autisten aufsitzen und daraus folgern, dass gegenseitige Wertschätzung in der Behandlung von Menschen mit ASS von untergeordneter

Bedeutung wäre. Dem ist selbstredend nicht so – und es gilt am Anfang der Behandlung gut zu prüfen, ob die »Chemie« zwischen Behandler und Patient stimmt. Auch empfiehlt sich ein offener Umgang mit Fehlern und Wissenslücken. Nicht selten weiß der Patient mehr über Autismus als der Behandler, was nicht unbedingt bedeuten muss, dass die Therapie unproduktiv werden wird, und was offen angesprochen werden sollte.

KÖRPERKONTAKT Körperkontakt sollte zuerst einmal auf ein Minimum beschränkt werden, gut gemeintes In-den-Arm-Nehmen kann von Menschen mit ASS schnell als unangenehm oder grenzverletzend erlebt werden. Selbst der Händedruck zur Begrüßung bedeutet für manche Patientinnen und Patienten großen Stress, sodass darauf auf Wunsch – und wenn es für den Behandler akzeptabel ist – verzichtet werden kann. > Körperkontakt, Seiten 89, 116 f.

BEISPIEL

Die bereits erwähnte Psychologin Birgit Saalfrank erhielt im Alter von 39 Jahren die Diagnose eines Asperger-Syndroms. Sie beschrieb in einem Interview, welches Verhalten des Behandlers sie sich wünscht: »Es ist gut, langsam zu sprechen, nur das Wesentliche, kein Small Talk und nicht mehrere Fragen auf einmal. Pausen zulassen, damit Zeit zum Nachdenken ist. Im Grunde sollte das Gegenüber Ruhe ausstrahlen, das ist hilfreich. Ein nicht zu nahes Sitzen, vielleicht auch nicht direkt gegenüber, eher schräg. Ein Tisch kann so eine schützende Grenze sein. Der Psychotherapeut sollte sich nicht gekränkt fühlen, wenn kein Blickkontakt aufgebaut wird, und den Patienten nicht dazu auffordern, ihn anzuschauen. Die Terminfrequenz sollte individuell besprochen und möglichst klar festgelegt sein. Reizarmut ist wichtiger als bei anderen Patientengruppen. Die autistische Symptomatik sollte nicht psychodynamisch gedeutet werden, da man davon ausgeht, dass sie ererbt ist. Bei Reizüberflutung sollte es für den Patienten möglich sein, kurz rauszugehen oder sich eine Decke über den Kopf zu legen und ein paar Minuten Pause zu machen. Danach sollte dann nicht nachgefragt werden, was da passiert ist in der Zeit, sondern es sollte einfach die Regenerierung abgewartet werden. Rituale wie Abschiedsrituale sind sehr hilfreich« (CORMAN-BERGAU & SAALFRANK 2015; siehe auch SAALFRANK 2019).

Noch wichtiger als in der Behandlung anderer Patientengruppen ist die Transparenz dessen, was die Therapie will und was sie macht. Dies sollte für das Gesamtkonzept der Therapie gelten. So sollten bei einem stationären Aufenthalt Ziele definiert werden, die vom Patienten geteilt und dann auch aktiv mitgetragen werden, und es sollte zumindest in groben Zügen abgesteckt werden, auf welchem Weg und mit welchen Mitteln die Ziele erreicht werden sollen. Da Zielfindungsprozesse bei Menschen mit ASS oft kompliziert und zeitaufwendig sind, kann auch zuerst einmal das Finden eines Zieles als Behandlungsziel definiert werden – aber auch dies sollte klar formuliert und von allen Beteiligten geteilt werden. Darüber hinaus sollte auch in einzelnen Gesprächen oder Sitzungen (etwa auch bei Musik- oder Ergotherapie) vonseiten des Behandlers die Bereitschaft bestehen, dem Patienten zu erklären, *was* in der jeweiligen Sitzung *wann* und *warum* passiert. Auch wenn das Ziel der jeweiligen Sitzung lediglich lautet, offen zu sein für das, was kommt, sollte dies transparent gemacht und ggf. erklärt werden. > Zielfindung, Seiten 147 ff.

Eine wichtige Rolle in der Behandlung von Erwachsenen mit ASS spielen Feedbacks, und zwar in beide Richtungen. Das hat den einfachen Grund, dass Menschen mit ASS – nicht in allen Bereichen, aber immer wieder auch an überraschenden Stellen – *anders* sind als ihre Gegenüber. Und da die meisten Menschen zu der primären – und unschuldigen – Vermutung neigen, dass alle Menschen gleich seien, gehen sie im Kontakt mit anderen natürlich auch davon aus, dass diese so denken, fühlen, wollen und »funktionieren« wie sie selbst. Diese intuitive Vermutung liegt auch sonst im mitmenschlichen Umgang häufig nicht ganz richtig; im Umgang mit Erwachsenen mit ASS ist sie oft schlichtweg falsch. Das gegenseitige Verstehen muss zwangsläufig den Umweg über den sprachlich expliziten Austausch inneren Erlebens und gegenseitiger Vermutungen nehmen.

FEEDBACKS Der Behandler sollte sein Gegenüber also immer wieder ermuntern, Feedbacks zu geben, und auch selbst nicht davor zurückschrecken. Dabei sollten Feedbacks häufiger in »Sie-« oder »Du-Form« gegeben werden als bei anderen Patientengruppen, bei denen oft die »Ich-Form« angebrachter ist. Das hat den Grund, dass Patienten mit ASS diese Form der Ich-Aussagen (»Ich fühle mich jetzt durch Sie angegriffen«) oft kontextuell nicht gut einordnen können, das heißt, es wird oft nicht verstanden, warum jemand das sagt. Formuliert man in Du/Sie-Form (»Sie unterbrechen mich heute ziemlich oft«), so ist der Fokus klarer, und der Patient läuft nicht Gefahr, die Aussage des Sprechers dahin gehend misszuverstehen, dass jemand jetzt über seine Gefühle sprechen möchte oder gar getröstet werden will.

Im weiteren Gespräch kann dann schon auch auf die realen oder potenziellen emotionalen Reaktionen des Gegenübers eingegangen werden (»Ich nehme an, dass viele Menschen sich angegriffen fühlen, wenn Sie sie so häufig unterbrechen wie heute mich«), aber eben mit dem für den Patienten klaren Fokus darauf, was sein Verhalten bei anderen Menschen auslösen kann.

Zu den Feedbacks sollte auch die Validierung von Eigenschaften, Fortschritten oder Handlungen gehören, die dem Behandler am Patienten gefallen (»Ihr klarer, unbestechlicher Sinn für Gerechtigkeit imponiert mir sehr« oder »Ich kenne kaum jemanden, der das Thema XY so gut verstanden und durchdrungen hat wie Sie«).

TOLERANZGRENZEN Ergänzend zu der oben genannten, im Umgang mit Menschen mit ASS notwendigen Toleranz für sozial schlecht adaptiertes Verhalten (mangelnder Blickkontakt, respektlos Wirkendes, Nichtbeachtung unausgesprochener Regeln etc.), gilt es natürlich für jede Umgangsperson, gut darauf zu achten, wo die eigenen individuellen Grenzen liegen, und diese klar zu wahren. Wenn jemanden beispielsweise bestimmte stereotype Bewegungen, ein dauernd zu lautes Sprechen, eine zu große körperliche Nähe oder der fordernde Kommandoton mancher Menschen mit ASS stark stört, sollte man dies auch deutlich machen und im Zweifelsfall durchsetzen: »Ich will nicht, dass Sie, wenn Sie mit mir im Gespräch sind, Ihre Haut aufreiben; hören Sie damit auf!« Oder notfalls: »Ich kann mit Ihnen nur arbeiten, wenn Sie leiser sprechen; sonst tun mir die Ohren weh und ich kann mich nicht konzentrieren.«

Ein Überstrapazieren der eigenen Toleranzgrenzen sollte – wie eigentlich immer im Bereich psychosozialer Hilfen – auf jeden Fall vermieden werden. Dabei ist zu beachten, dass es sich bei den beschriebenen Verhaltensauffälligkeiten natürlich nicht um *moralische* Verfehlungen handelt, weswegen auch moralisierende Vorwürfe an den Patienten absolut kontraindiziert sind (also in diesem Fall eher: »Ich will das nicht« als »Dein Verhalten ist schlecht«). Insbesondere, dass Menschen mit ASS die Grenzen ihres Gegenübers oft nicht spüren und auch »diskrete Hinweise« darauf nicht erfassen, ist keine willentliche Missachtung der Grenzen, sondern meistens schlichtes Unvermögen. Das heißt nicht, dass man Grenzüberschreitungen tolerieren sollte, sondern dass man die eigenen Grenzen klarer setzen muss, gleichwohl dabei von Verurteilungen absehen sollte.

Ein eindeutiges und klares Sprechen ist bei Menschen mit ASS zwingend notwendig, das betrifft auch die Kommunikation von Toleranzgrenzen aufseiten der Helfenden.

Sich einlassen und Vertrauen bilden – Beziehungsaufbau

Nach unserer Erfahrung ist beim Kontakt- und Beziehungsaufbau mit Menschen aus dem autistischen Spektrum deutlich weniger Vorsicht und »gesundes Misstrauen« vonnöten als im Kontakt mit anderen Patientengruppen. Verstrickungen von Therapeut und Patient, wie man sie etwa mit Patienten aus dem Bereich der Borderlinestörungen häufiger erlebt, sind nach unserer Erfahrung bei Patienten mit ASS eher die Ausnahme. Meist stellt sich aufgrund des intuitiven Befremdens, das Menschen mit ASS auslösen, sowieso zuerst einmal eine gewisse Distanz ein, die auch nicht schon in wenigen Begegnungen abzubauen ist. Hier ist es in den meisten Fällen deutlich weniger nötig, sich selbst zu schützen, als vielmehr nach Möglichkeiten zu schauen, wie diese Distanz überbrückt werden kann.

Vonseiten des neurotypischen Gesprächspartners ist im Rahmen des Beziehungsaufbaus in starkem Maße die Fähigkeit gefragt, aufmerksam zuzuhören und sich vom Patienten die Welt erklären zu lassen: Hier können sowohl Spezialinteressen zum Thema werden als auch die allgemeine Weltsicht des Patienten. So manches Spezialinteresse kann sich dabei als ein angenehmer Zugewinn an Wissen entpuppen; und dabei erfährt man – ganz nebenbei –, was den Patienten antreibt, begeistert und woraus er seinen Lebenssinn bezieht. Auf der Seite der Patienten muss man sich darauf einstellen, dass viele von ihnen einen langen Leidensweg von Zurückweisungen, Vertrauensbrüchen, Unverstandenbleiben und oft auch Mobbing hinter sich haben. Dementsprechend lange kann der Vertrauensaufbau dauern. Als Gegenüber sollte man zu tolerieren in der Lage sein, dass die eigene Vertrauenswürdigkeit auch immer wieder infrage gestellt und getestet wird.

Behandlerinnen und Behandler, die sonst eher mit psychotischen oder psychosenahen Patienten arbeiten, sind es häufig gewohnt, wahnhaften oder überwertigen Themen aus dem Weg zu gehen; dies ist bei Menschen aus dem Autismusspektrum eher kontraproduktiv und bedarf eines bewussten inneren Umstellungsprozesses: Gespräche über überwertig anmutende Themen können mit Erwachsenen mit ASS durchaus sehr produktiv werden. Das hat den Grund, dass diese Personen auch bezüglich ihrer überwertigen Ideen (sofern sie nicht psychosenah sind) guten Argumenten mittelfristig meistens zugänglich sind und ihre Überzeugungen zwar oft sehr »fest« anmuten, aber nur selten die Form einer »wahnhaften Gewissheit« annehmen. Das heißt: Es lohnt sich durchaus, sich manchmal auf eine längere Diskussion einzulassen; wenn das neurotypische Gegenüber die besseren Argumente hat, können viele Erwachsene mit ASS das auch ohne »Gesichtsverlust« einräumen. Es sollte sich aber auch wirklich um die besseren Argumente handeln, sonst wird es schwer, den Erwachsenen mit ASS zu einem vielleicht nötigen »Nachgeben« zu bewegen.

BEISPIEL

Der Patient M.D. hat in den letzten zehn Jahren sechsmal seine Arbeit verloren, obwohl er fachlich – wie auch die Arbeitgeber bestätigen – sehr kompetent ist. In den meisten Fällen verstrickte er sich in Konflikte darüber, was genau er zu tun habe. Dabei berief er sich auf seine jeweilige Arbeitsplatzbeschreibung, die er meist zu Beginn seiner Arbeit weitgehend auswendig lernte und mit der er sich intensiv beschäftigte. Tätigkeiten, die nicht in der Arbeitsplatzbeschreibung genannt wurden, lehnte er rigoros ab. Dies begann in der Ausbildung, in der er sich weigerte, Kaffee zu machen oder zu kopieren, und setzte sich an anderen Arbeitsplätzen fort, wo er seinen Vorgesetzten bei der Organisation einer Betriebsfeier nicht unterstützen wollte und nonformale Telefonate, die zur Kundenbindung geführt werden sollten, ebenfalls ablehnte.

M.D. schildert, dass er durchaus willens gewesen wäre, diese Tätigkeiten auszuführen, wenn sie nur in seine Arbeitsplatzbeschreibung aufgenommen worden wären, wozu aber keiner seiner Arbeitgeber bereit war. In Gesprächen mit dem Patienten konnte – über einige Monate hinweg – erarbeitet werden, dass es neben der verschriftlichten Arbeitsplatzbeschreibung auch eine *unausgesprochene Arbeitsplatzbeschreibung* gibt, an die sich die Arbeitnehmer halten müssen und die von Menschen mit ASS intuitiv nicht erfasst wird. Der Patient lernte über diesen Umweg, flexibler auf Anforderungen am Arbeitsplatz zu reagieren und die schriftliche Arbeitsplatzbeschreibung nicht mehr so hoch zu gewichten.

Zuletzt sei noch auf eine Konstellation hingewiesen, über die wir schon öfter »gestolpert« sind: Wenn Dinge vom Patienten nicht erzählt werden, die man selbst für absolut relevant hält, muss dies nicht unbedingt den Grund haben, dass der Patient einem gezielt etwas verschweigen oder einen gar gezielt manipulieren will. Es ist nicht selten einfach nur so, dass der Patient – aufgrund autismustypischer Defizite der Theory of Mind – nicht gut einschätzen kann, was für den Behandler relevant ist und was nicht. Das heißt: Lieber einmal mehr nachfragen, als davon auszugehen, dass der Patient das, was wichtig ist, schon erzählen wird. > Theory of Mind, Seiten 27 ff., 112 f.

Die Gegenübertragung: Was löst der Patient bei mir aus?

Nach Sigmund Freud wird unter dem Begriff »Übertragung« (grob ausgedrückt) das Phänomen verstanden, dass Menschen dazu neigen, ihrem Gegenüber eine Rolle zuzuschreiben, die einer wichtigen Bezugsperson aus der eigenen Vergangenheit entspricht.

Beispielsweise ist jemand, der mit einem sehr kritischen Vater aufgewachsen ist, schnell bereit, in seinem Chef wieder diesen kritischen Vater zu erblicken und so zu handeln, als sei der Chef wie der Vater. Das Phänomen der Übertragung ist wahrscheinlich ein ubiquitäres und kann auch therapeutisch genutzt werden, insbesondere dann, wenn der Therapeut bzw. Helfer konstruktiv mit dem Rollenangebot, das der Patient ihm macht, umzugehen weiß und Kontraste zwischen den in der Übertragung enthaltenen Rollenerwartungen und dem realen Therapeuten deutlich machen kann. Damit eröffnen sich dem Patienten im günstigen Fall nach und nach neue und offenere Sichtweisen auf seine Mitmenschen.

Der Terminus »Gegenübertragung« bezeichnet die Bereitschaft des Gegenübers, also auch von Therapeuten, sich in ein solches Rollenangebot hineinzubegeben, sich also tatsächlich als »kritischer Vater« zu fühlen und so auch zu handeln. In der Psychotherapie ist es Aufgabe des Therapeuten, die Gegenübertragung nicht unbedacht auszuagieren, sondern sie im Rahmen der »therapeutischen Spaltung« kritisch zu reflektieren und dann gemeinsam mit dem Patienten zu bearbeiten. Die Gegenübertragung mischt sich meist mit denjenigen Übertragungen, die der Therapeut selbst mitbringt, was er also aufgrund seiner eigenen Lebenserfahrung erwartet, wie der Patient sei. Von manchen Autoren wird mit dem Begriff »Gegenübertragung« auch die »Übertragung des Therapeuten auf den Patienten« bezeichnet, oder die Mischung beider Phänomene. Es wird deutlich, dass es oft nicht leicht ist und großer Sorgfalt bedarf, diese inneren Prozesse zu reflektieren und differenziert mit ihnen zu arbeiten.

Wenn nun ein Therapeut die Arbeit mit der Übertragung und der eigenen Gegenübertragung gewöhnt ist und gut darauf achtet, was ein Patient bei ihm auslöst, kann es im Umgang mit autistischen Menschen durchaus zu Verwirrungen kommen. Das heißt keineswegs, dass es unsinnig wäre, die eigenen Reaktionen zu reflektieren; bei Deutungen der (Gegen-)Übertragung ist allerdings äußerste Vorsicht geboten. Nach unserer Erfahrung gibt es eine bunte Palette von Reaktionen, die verschiedene Menschen mit Autismus bei verschiedenen anderen Personen auslösen können, die in den meisten Fällen zuerst einmal fehlgedeutet werden. Ein paar »Muster« scheinen sich zu wiederholen, die im Folgenden kurz dargestellt werden sollen.

WUT Einige Menschen reagieren relativ schnell mit Wut auf ihre autistischen Gegenüber. Die meisten von ihnen werden sich in solchen Situationen fragen, warum sie plötzlich so wütend sind. Psychoanalytisch geschulte Personen werden nicht selten diese Wut als Reaktion auf ein Übertragungsangebot des Patienten interpretieren, beispielsweise in dem Sinn, dass die Eltern des Patienten häufig wütend auf ihn reagiert haben und dieser im Rahmen eines »Wiederholungszwanges« sein Gegenüber automatisch in Wut versetzt. Hier ist nun äußerste Vorsicht geboten, denn die Wut des neurotypischen Behandlers kann auch ganz anders zustande kommen. Beispielsweise wird die Übertretung von unausgesprochenen und unbewussten Regeln der Konversation oft gar nicht bewusst registriert, sondern löst lediglich einen diffusen Zorn aus, der dann fälschlicherweise als Gegenübertragungswut gedeutet werden kann. Das kann auftreten:

- beim Unterbrechen zum falschen Zeitpunkt,
- beim Fehlen von Nicken und »Mhm«-Sagen,
- beim Vergessen von Höflichkeitsformen,
- beim Nichterfassen von indirekt ausgedrückten Botschaften,
- bei der mangelnden Anpassung der Sprechgeschwindigkeit an das Gegenüber und die fehlende Intuition für die gewünschte Antwortlänge.

Auch die Wahrheitsliebe von Menschen mit ASS empfinden viele andere Personen als kleinlich oder sie interpretieren den autistischen

Hang zum Richtigstellen als rechthaberisch. Es kann uns im therapeutischen Gespräch so gehen, dass wir bei manchen Patienten heftigen Ärger verspüren, den wir nicht richtig zuordnen können. Es dauert dann einige Zeit, bis wir verstehen, dass es die Missachtung der impliziten Hierarchie zwischen Therapeut und Patient war, die uns verärgert. Der Grund des Ärgers bleibt deshalb unklar, weil uns unsere Erwartung erstens nicht bewusst und zweitens von fast allen anderen Patientengruppen automatisch erfüllt wird. Unbewusst macht es uns allerdings sehr zornig, wenn uns jemand die Führung des Helfer-Patient-Gesprächs aus der Hand zu nehmen oder unsere Gesprächsregeln infrage zu stellen versucht. Erst wenn wir verstehen, was uns ärgerlich macht, gelingt ein konstruktiver Umgang damit: Wir können uns dann bewusst entscheiden, ob wir uns damit abfinden, dass der Patient uns gelegentlich die Gesprächsführung aus der Hand nimmt, oder ob wir klarer und expliziter zu machen bereit sind, dass die Strukturierung des Gesprächs unsere Aufgabe ist.

Helfende, die über ein hohes Maß an emotionaler Empathie verfügen und diese auch als »therapeutisches Hauptinstrument« nutzen, um ihr Gegenüber zu verstehen, werden öfter feststellen, dass ihre neurotypische Empathie das autistische Gegenüber ziemlich missverstehen kann. Und auch die Irritation darüber, dass der Patient das empathisch Wahrgenommene weit von sich weist oder dem gar vehement widerspricht, kann starken Ärger bei uns hervorrufen. Dieser sollte wiederum auf keinen Fall kurzerhand als »psychodynamisch« verstehbare Gegenübertragungswut oder als »Abwehr des Patienten« (etwa von Gefühlen) gedeutet werden. Auch in diesem Fall ist es wichtig, die – oft wenig bewussten – Gründe der Wut zu orten und ggf. auch mit dem Patienten zu besprechen.

Oftmals ist der Behandler ärgerlich, weil er den Patienten intuitiv falsch interpretiert, ihm zum Beispiel automatisch unterstellt, dass die

Übertretung von Regeln der Konversation einer aktiven Missachtung entspringt. Dies ist, wie schon erwähnt, bei Erwachsenen mit ASS meist nicht der Fall; die Missachtung resultiert vielmehr aus einer fehlenden Intuition für die Regeln und für den inneren Zustand des Gegenübers. Das Wissen darum kann dann so manche Wut modulieren und dämpfen.

LANGEWEILE Weitere häufige Reaktionsmuster, mit denen neurotypische Bezugspersonen auf Menschen mit hochfunktionalem Autismus reagieren, sind Langeweile, Müdigkeit und Ungeduld. Auch hier ist es wichtig, übliche Interpretation sehr kritisch zu hinterfragen: So wird Langeweile des Therapeuten in psychodynamischen Behandlungen oft als Zeichen versteckter Aggression des Patienten gedeutet oder als Zeichen dafür, dass ein bestimmtes Thema aktiv abgewehrt wird. Bei Menschen mit hochfunktionalem Autismus sind solche Deutungen meistens falsch. Oft denken autistische Menschen so lange über eine Frage nach, bis die Aufmerksamkeit des Untersuchers unweigerlich abschweift. Auch die »schwingende Rhythmik« des Gesprächs mit Ruhepunkten und Höhepunkten ist mit autistischen Menschen oft abgeflacht. Entweder ist die Spannung dauerhaft zu hoch oder dauerhaft zu niedrig, weswegen das »Mitgehen« des Helfers deutlich erschwert ist.

Auch die Feedbackmechanismen des Gesprächs sind oft gestört: So registrieren Menschen mit ASS oft nicht, wann sie sich die Aufmerksamkeit des Gegenübers wieder aktiv zurückholen müssen, und wissen dann auch nicht, wie das geht. Auch hier kann eine nicht wertende, nicht deutende Reflexion der Thematik hilfreich sein, damit die Person die Reaktionen ihrer Umwelt besser verstehen lernt und eventuell Hilfsmittel entstehen können, die das Gespräch zwischen ihr und den anderen Gesprächspartnern lebendiger werden lassen.

BEFREMDEN Ein drittes »therapeutisches Reaktionsmuster« ist das Befremden, Nichtverstehen und das Erstaunen. Wie an anderer

Stelle beschrieben, kann diese innere Reaktion auch diagnostisch genutzt werden. Gekennzeichnet ist sie durch die Diskrepanz von nachvollziehbarer Sachebene bei Unklarheit darüber, warum eine Aussage jetzt, hier und zu mir getätigt wird (»Ich verstehe, was du sagst, aber nicht, was du meinst«). Viele Behandler beschreiben das Gefühl, einem Individuum aus einer sehr fremden Kultur gegenüberzusitzen. Dieses Reaktionsmuster ist vielleicht – zumindest am Anfang der Behandlung – das produktivste, da es dem Behandler ermöglicht, die zahlreichen Vorannahmen und Vermutungen, die er gegenüber »kulturgleichen« Menschen hat – teils bewusst, teils unbewusst –, zuerst einmal loszulassen und eher zu *fragen*: Wer ist denn das, der mir gegenübersitzt? Was treibt ihn an? Was bedeuten seine Aussagen, seine Gesten, seine Handlungen? Wo ähnelt er mir und wo nicht? Welche Stärken und Schwächen hat er? Worunter leidet er? Welche Dinge, die bei mir Leiden hervorrufen würden, stören ihn nicht? Was fehlt ihm im Leben? Welche Dinge, die mir schmerzlich fehlen würden, fehlen ihm vielleicht überhaupt nicht? Welche Werte bedeuten ihm viel, welche wenig?

Wenn diese Ebene des wenig wertenden Fragens erreicht wird, ist ein wichtiger Grundstein für eine gelingende (therapeutische) Beziehung gelegt. Von dieser Ebene aus können das Wissen der Bezugsperson (über das neurotypische Sozialleben, über Autismus an sich und auch über das, was vielen Menschen mit Autismus hilft oder guttut) und das Wissen des Menschen mit ASS über sich selbst und sein Sosein in einen produktiven Dialog treten.

Wut, Langeweile und Befremden sind keine ungewöhnlichen Reaktionen in der Arbeit mit Menschen mit ASS; sie müssen aber therapeutisch reflektiert und interpretiert werden, und zwar zuweilen deutlich anders als bei anderen Patientengruppen.

Umgang mit den Varianten des autistischen Gedächtnisses

Bei vielen Menschen aus dem Autismusspektrum funktioniert das Gedächtnis *anders* als bei neurotypischen Menschen. Nicht zuletzt in der Psychotherapie hat dies Auswirkungen auf den Umgang mit Erinnertem und für das richtige Verstehen und Einordnen dessen, was erinnert wird. Insbesondere wenn man länger mit einem Menschen mit ASS zusammenarbeitet, sollte ausführlich und individuell geklärt werden, welche Gedächtnisbesonderheiten vorliegen und welche Implikationen dies für das therapeutische Vorgehen hat. Sehr häufig sind hypermnestische Phänomene zu finden, bei denen bestimmte Aspekte der Erinnerung während des Erinnerns stärker wieder ins Bewusstsein rücken als bei anderen Menschen.

Liegt beispielsweise ein tonband- oder filmartiges Gedächtnis vor, kann dies sehr gut dafür genutzt werden, sehr exakte Situationsanalysen durchzuführen. Wenn der Patient in der Lage ist, ein Gespräch, in dessen Rahmen es zu einem größeren Missverständnis oder gar zu einem Zerwürfnis kam, Wort für Wort wiederzugeben, lässt sich nicht selten auch noch im Nachhinein klären, an welchem Punkt etwas anders gemeint war, als es verstanden wurde, oder ob ein »Verursacher« des Problems geortet werden kann. > Soziale Situation, Seiten 142 f.

Für viele Menschen mit ASS ist es auch wichtig, zu wissen, dass 99 Prozent der Menschen kein solches Gedächtnis haben: Wie oben schon erwähnt, neigen die meisten Menschen – also auch die Autisten – dazu, davon auszugehen, dass alle Menschen so funktionieren wie sie selbst. Das hat im Falle eines Tonbandgedächtnisses zur Folge, dass es als persönliche Missachtung aufgefasst werden kann, wenn das Gegenüber sich nur noch sehr vage an ein gemeinsames Gespräch erinnert und die Details gar vergessen hat. Das Wissen über den meist von Natur aus »löchrigen« Charakter neurotypischer

Gedächtnisse hilft Menschen mit ASS, die Vergesslichkeit ihrer Mitwelt nicht mehr als Affront aufzufassen und milder zu beurteilen.

Manchmal erweist es sich als schwierig, wenn sich Erwachsene mit ASS sehr genau an das erinnern, was der Behandler in vergangenen Gesprächen gesagt hat und dies in Momenten wieder »hervorkramen«, in denen dieser genau das Gegenteil davon zu behaupten scheint. Dies führt zuweilen zu unangenehm verworrenen und rechthaberischen Diskussionen. Als Behandler sollte man sich dabei nicht dazu hinreißen lassen, »mehr« recht haben zu wollen, oder auf der unausgesprochenen Position zu beharren, dass man qua seines Amtes häufiger recht hat. Meist ist es so, dass der Patient sich besser an die vorigen Gespräche erinnert: Das muss der Behandler nach und nach akzeptieren.

Gleichzeitig lernt man – das impliziert etwas Demut –, dass die Annahme der Widerspruchsfreiheit eigener Aussagen leider ziemlich falsch ist: Wenn man alle Aussagen einer helfenden Person nebeneinanderstellt, die sie über einen bestimmten Zeitraum gemacht hat, finden sich geradezu massenhaft Widersprüche. Das fällt meist niemandem auf, nur gelegentlich den Autisten ... Wahrscheinlich hat dies damit zu tun, dass Aussagen in einem Kontext stimmen, im anderen aber eher nicht. Ohne darauf an dieser Stelle näher eingehen zu können, scheint es doch wichtig, mitzunehmen, dass Helferinnen und Helfer in solchen Fällen lernen, dass »Wahrheit« häufig nichts Absolutes ist und die eigene Widersprüchlichkeit kein Zeichen von Schwäche sein muss. Erwachsene mit ASS sollten im Zuge dessen lernen, dass Aussagen je nach Kontext etwas Unterschiedliches bedeuten und dadurch zwei scheinbar widersprüchliche Aussagen situativ beide wahr sein können.

EMOTIONALES GEDÄCHTNIS Von besonderer Bedeutung sind bei Menschen mit ASS emotionale Aspekte des Gedächtnisses. Im klinischen Alltag fällt diesbezüglich auf, dass sich Menschen mit ASS bei Erzählungen – auch aus der ferneren Vergangenheit – manchmal geradezu in etwas »hineinzusteigern« scheinen, bis sie wieder voller Wut über längst vergangenes Unrecht oder traurig über einen längst vergangenen Verlust oder auch fröhlich sind ob eines besonders schönen Ereignisses vor zwanzig Jahren. Dieses Reaktivieren ganzheitlich-emotionaler, teils auch filmhafter Erinnerungsspuren kann so weit gehen, dass diese wie Flashbacks anmuten und mitunter zur fälschlichen Diagnosestellung einer Posttraumatischen Belastungsstörung führen können.

Immer wieder wird auch aktiv von Patientinnen und Patienten geschildert, dass sie alte Emotionen relativ leicht »zu 100 Prozent« reaktivieren können. Im klinischen Alltag sprechen wir von einem »emotionalen Elefantengedächtnis«. Eine zentrale therapeutische Folgerung aus dieser Beobachtung ist, dass etwas hinterfragt werden muss, was jedem psychotherapeutisch Tätigen zuerst einmal selbstverständlich erscheint: nämlich die Annahme, dass es gut sei, über belastende Ereignisse der Vergangenheit zu sprechen.

POSITIVE ERINNERUNGEN In der Tat stimmt dies wahrscheinlich für die Mehrheit der Menschen. Bei einer Befragung von Erwachsenen mit ASS gaben allerdings 80 Prozent von ihnen an, dass ihnen Gespräche sehr wenig oder gar nicht dabei helfen, emotionale Ereignisse aus ihrer Vergangenheit zu verarbeiten, wohingegen 80 Prozent der neurotypischen Personen diese als hilfreich oder sehr hilfreich empfanden. Das heißt, dass im Umgang mit Erwachsenen mit ASS sehr genau und individuell geklärt werden muss, ob sie von »entlastenden« Gesprächen tatsächlich profitieren oder dadurch nur immer wieder und unnötigerweise unguten Gefühlen ausgesetzt werden.

Hierbei gilt es zu beachten, dass die Reaktivierung ganzheitlich-emotionaler Erinnerungsspuren nicht nur zu Schwierigkeiten in der helfenden Beziehung führt, sondern auch als Ressource betrachtet werden kann: Da – im Gegensatz zur Posttraumatischen Belastungsstörung – auch positive Emotionen und »Filme« reaktiviert werden können, ist der Zugang zu positivem inneren Erleben oft leichter und steuerbarer als bei anderen Menschen: Es muss nur die »richtige« Sequenz erinnert werden. Was für viele Menschen wie die Karikatur von »positive thinking« aussieht, nämlich das »übertriebene« Beüben dessen, positiv erlebte Situationen zu erinnern und sie wieder zu erleben, kann für Menschen mit ASS, wenn sie ein entsprechendes emotionales Elefantengedächtnis haben, ausgesprochen hilfreich sein: Darüber kann die Fähigkeit verbessert werden, den Affekthaushalt eigenständig zu modulieren, und das häufige Gefühl reduziert werden, dem »Toben alter Affekte« hilflos ausgesetzt zu sein.

ROUTINEN Im Zusammenhang mit den beschriebenen Gedächtnisphänomenen steht ein oft vom Neurotypischen abweichendes Zeiterleben, das den meisten Menschen zuerst einmal fremd ist: So erscheint unausgefüllte Zeit im Rückblick subjektiv kürzer als ausgefüllte Zeit, was zu einer intuitiven Präferenz zu »ausgefüllter Zeit« führt. Möglicherweise hat diese Präferenz auf gesellschaftlicher Ebene zu einer Art Überausfüllung der Zeit beigetragen, sodass auch nicht autistische Menschen sich gelegentlich mehr Muße (oder Leerlauf) wünschen. Befragt man autistische Personen zu diesem Thema, stellt sich dies häufig deutlich zugespitzter dar. Erstens empfinden sie unausgefüllte Zeit rückblickend nicht kürzer oder unbedeutender als ausgefüllte Zeit und zweites besteht oft eine deutliche Präferenz für sich wiederholende Abläufe. Fragt man zum Beispiel, ob es angenehm wäre, wenn sich ein und derselbe (gute) Tag über Monate oder Jahre stets wiederholen würde, wird dies von mehr als der Hälfte der Erwachsenen mit Autismus mit »Ja« beantwortet.

Somit muss man sich als Behandler immer wieder klarmachen, dass man nicht das eigene Bedürfnis nach Abwechslung und Stimulation unhinterfragt auf den Patienten projizieren darf. Leerlauf, Eintönigkeit und Langeweile sind für die meisten Menschen mit ASS keine innere Bedrohung. Vielen von ihnen ist sogar, wenn man sie danach fragt, niemals langweilig. Während der Rat, sich willentlich zu aktivieren und mehr »unter die Leute« zu gehen, für depressive Patienten häufig hilfreich ist, führt er bei Erwachsenen mit ASS zu Reizüberflutung, Stress und unnötiger Qual. Rigide festgelegte Abläufe, immer gleiche Rituale und vom neurotypischen Gegenüber als langweilig empfundene Tätigkeiten machen die meisten Erwachsenen mit ASS nicht krank, sondern eher gelassener. Daraus wird deutlich, dass Rituale und Routinen nicht aus Normorientierung oder Projektion heraus »therapiert« werden sollten, sondern nur dann, wenn sie (etwa aufgrund sozialer Konsequenzen) dem Patienten wirklich schaden.

Stereotype Wiederkehr von Abläufen und Tagesroutinen bedeuten für autistische Personen keine Langeweile oder Sinnlosigkeit, sondern sie tragen zu ihrer Gelassenheit bei.

Psychotherapeutische Konzepte

Da es sich bei den ASS um tiefgreifende Entwicklungsstörungen handelt, liegt es auf der Hand, dass das Ziel einer Therapie nicht die »Heilung«, also das Verschwinden autistischer Symptome sein kann. Verhaltenstherapeutische Ansätze verfolgen meist das Ziel, dysfunktionale Verhaltensweisen zu reduzieren, eine bessere soziale Anpassung zu ermöglichen und das gegenseitige Verstehen von autistischen und neurotypischen Menschen zu verbessern.

Es gibt nur wenige manualisierte Therapieformen, die auf Erwachsene mit hochfunktionalem ASS zugeschnitten sind, und bislang keine Verfahren, die als »evidenzbasiert« für Erwachsene bezeichnet werden können. Seit etwa 2006 wurde die sogenannte »Freiburger Asperger-Spezifische Therapie für Erwachsene« (FASTER) entwickelt, deren Gruppentherapiemanual seit 2013 in Buchform (Ebert u. a. 2013) vorliegt und sich für den detaillierteren Einstieg in das Thema »Therapie« sehr gut eignet.

In der Einzelpsychotherapie ist das Vorgehen bislang wenig standardisiert, da auch die individuellen Bedürfnisse der betroffenen Erwachsenen oft sehr unterschiedlich sind. Eine medikamentöse Behandlung der Kernsymptomatik ist bis heute nicht möglich, Psychopharmaka sollten der rein symptomatischen Therapie vorbehalten bleiben, beispielsweise bei Impulsdurchbrüchen, depressiver Zusatzsymptomatik, schwer beherrschbaren Reizüberflutungsphänomenen, Schlafstörungen oder psychosenahen Symptomen.

Für die Psychotherapie existieren noch wenig spezifische Verfahren. Individuelles Vorgehen ist aufgrund der großen Unterschiede innerhalb der ASS ratsam. Psychopharmaka sind nur für Zusatzsymptomatiken ratsam.

Achtsamkeitsbasierte und andere therapeutische Verfahren

Wahrscheinlich ist es kein Zufall, dass es im deutschsprachigen Raum gleich mehrere Bücher zum Thema Meditation / Achtsamkeit für Menschen aus dem Autismusspektrum gibt (siehe etwa Spek 2012; Bolls 2009). Eines der »Zielsymptome« von Achtsamkeitsübungen ist das ständig sich drehende Gedankenkarussell, dem viele Erwachsene mit ASS in besonderem Maße ausgesetzt sind. Häufig berichten Patienten von nächtelangem Denken, wobei vergangene Alltagssituationen haarklein nachbearbeitet oder bevorstehende Alltagssituationen in verschiedenen Varianten genauestens vorbereitet werden. Anstehende Entscheidungen werden hochexakt abgewogen und anstehende Tage im Detail vorausgeplant.

GRÜBELN In den meisten Fällen handelt es sich nicht, wie man auf den ersten Blick vermuten könnte, um Grübeln im engeren Sinne, also um das Wiederholen immer gleicher Denkschleifen, sondern durchaus um ein produktives Denken, das aber oft – aus neurotypischer Perspektive – sehr langsam vorwärtskommt und sich in die irrelevantesten Details verlieren kann. Handelt es sich – was man im Zweifelsfall genau prüfen sollte – doch um das Wiederholen immer gleicher Denkschleifen, sollte das Vorliegen einer komorbiden Depression geprüft und diese gegebenenfalls störungsspezifisch behandelt werden. Bei der »autistischen Variante« des Gedankenkarussells ist oft die Intervention wichtig, es aus dem Bett zu verbannen, die »Denkarbeit« also an einem anderen, ruhigen und reizarmen Ort durchzuführen und das Bett dem Schlafen vorzubehalten. Mittels Achtsamkeitsübungen lässt sich diese Denkarbeit oft besser strukturieren.

Auch die bewusste Körperwahrnehmung ist ein zentraler Aspekt von Achtsamkeitsübungen. Im oft reizüberfluteten Alltag von Menschen mit ASS kommt sie häufig zu kurz. Beispielsweise gibt es Patienten, die körperliche Warnsignale – von Verspannungen über Bauchkrämpfe bis zu manifesten knöchernen Überlastungsschmerzen – im Alltag nicht wahrnehmen, durch bewusstes und konzentriertes »Körperscanning« aber Zugang dazu finden können. Auch eine indirekte Wahrnehmung von Gefühlen kann gefördert werden, was insbesondere bei alexithymen Patienten von besonderer Bedeutung ist. So kann beispielsweise geübt werden, ein Kloßgefühl im Hals bewusster wahrzunehmen, was mit (nicht primär evident wahrgenommener) Angst einhergehen an, um so einen – wenn auch indirekten – Zugang zu den eigenen Gefühlen zu ermöglichen und zu kultivieren.

Ein wichtiges Element von Achtsamkeit ist das Nichtbewerten von innerlich und äußerlich Wahrgenommenem. Dies ist insbesondere für Patienten, die zu starken moralischen Urteilen oder zu Selbstabwertungen neigen, von besonderer Bedeutung.

FREIE ASSOZIATIONEN Es gehört inzwischen zu den Gemeinplätzen, dass Autismus nur mit Psychoedukation und kognitiver Verhaltenstherapie behandelt werden sollte. In dieser pauschalen Form stimmt das nicht. Die vor allem in tiefenpsychologischen und psychoanalytischen Therapien zur Anwendung gebrachte freie Assoziation kann nach unserer Erfahrung auch in der Behandlung von Erwachsenen mit ASS durchaus ihren Platz haben. Im Unterschied zur Behandlung anderer Patienten muss das Prinzip der freien Assoziation aber ausführlicher erklärt und sein Sinn transparenter gemacht werden.

Auf eine erste Phase therapeutischer Gespräche, die meist durch Fragen des Patienten und Vorschläge des Therapeuten vorstrukturiert ist, folgt nicht selten eine Phase der Unsicherheit, die vom Patienten zum Beispiel dadurch formuliert wird, dass er nicht weiß, ob er noch weitere Gespräche braucht oder »haben darf«, wenn er keine konkreten Anliegen und der Therapeut keine konkreten Handlungsvorschläge mehr hat. Manchmal besteht dann tatsächlich kein Gesprächsbedarf mehr, in anderen Fällen besteht aber sehr wohl weiterhin ein Bedürfnis nach Kontakt und Austausch, dem Erwachsene aus dem Autismusspektrum oft wenig Ausdruck geben und sich auch nicht etwa durch Small Talk erfüllen können.

Für viele Menschen mit ASS ist die »Erlaubnis«, gemeinsam zu schweigen, was eben zur freien Assoziation dazugehört, erleichternd und eröffnet im besten Fall auch tiefere Schichten des eigenen Erlebens. Da das »ungeregelte« Folgen der eigenen Gedanken ohne vorgegebene Planung und Struktur für viele Menschen mit ASS sehr ungewohnt ist, braucht es öfter eine gewisse Zeit der Übung, bis das Prinzip verstanden und verinnerlicht ist.

Zwar sind Verhaltenstherapie und Psychoedukation die bevorzugten therapeutischen Verfahren, aber auch tiefenpsychologische und psychoanalytische Therapien mit ihrer freien Assoziation können hilfreich sein.

Lebenswelten und Lebenslagen autistischer Menschen

Erfahrungen in der Arbeitswelt – berufliche Teilhabe

Die berufliche Situation von Menschen aus dem Autismusspektrum ist gegenwärtig ein intensiv diskutiertes Thema, und dies sowohl in Fachkreisen als auch in der Öffentlichkeit. Die IT-Branche als Vorreiter auf diesem Feld erkennt die Fähigkeiten der betreffenden Menschen, entwickelt neue Ideen und öffnet manche Türen. Namhafte Unternehmen bemühen sich gezielt um Mitarbeiter mit einer Autismusdiagnose, engagierte Neugründer bieten Einstiegs- und Dauerarbeitsplätze, Berufsbildungswerke und Integrationsfachdienste vermitteln notwendige Kompetenzen und leisten Unterstützung vor Ort. »Da geht doch was!«, sollte man meinen. Aber der Eindruck täuscht.

Wer genauer hinschaut und die entsprechende Forschung betrachtet, muss feststellen: Wird die Autismusdiagnose frühzeitig gestellt, also schon im Kindesalter, dann ist die Chance ungleich größer, dass Angebote der Unterstützung greifen und berufsqualifizierende Abschlüsse (etwa in Berufsbildungswerken) erreicht werden. Wird der Autismus erst im Erwachsenenalter erkannt, dann tritt oft die Situation ein, dass Menschen aus dem Autismusspektrum keinen Einstieg in das Erwerbsleben finden oder nur für eine begrenzte Zeit – unter Aufbietung höchster Anstrengungen. Studien (Baumgartner u. a. 2014; Dalferth 2013; Riedel u. a. 2015) zeigen, dass Menschen mit HFA trotz Abitur, Berufsausbildung oder Studium mehrheitlich nicht berufstätig sind oder lediglich Tätigkeiten angeboten bekommen, die weit unter ihrem Ausbildungsniveau liegen.

Ein Scheitern in diesem zentralen Lebensbereich oder auch die Erschöpfung durch beständige Anpassung führt nicht selten zu sekundären psychiatrischen Erkrankungen, insbesondere zu Depressionen. Ursächlich dafür sind einerseits Schwächen der sozialen Interaktion und Gruppenintegrationsfähigkeit, eingeschränkte Flexibilität, Reizüberflutungsphänomene sowie Schwächen bei Organisation und Priorisierung, die angestrebte Berufswünsche in weite Ferne rücken. Andererseits hat die unzureichende Integration von Menschen mit ASS in das Arbeitsleben auch gesellschaftliche Ursachen. So besteht an vielen Arbeitsplätzen ein (oft unausgesprochener) hoher Konformitätsdruck, das Wissen um ASS ist nach wie vor gering und es existieren noch immer zu wenige spezifische Jobvermittlungsangebote für diese Personen. Viele autistische Menschen scheitern also am Übergang zwischen den Ausbildungssystemen und dem allgemeinen Arbeitsmarkt, manche allerdings auch schon zuvor im Studium, wie das folgende Beispiel zeigt.

BEISPIEL

> Herr M. sagt von sich: »Die großen Vorlesungen haben mir Probleme bereitet. Das Mitschreiben war für mich schwierig, denn die Akustik in den Hörsälen war sehr schlecht. Oft mussten wir von einer Vorlesung quasi direkt in die andere wechseln – aber der Hörsaal lag nicht auf dem Campus, sondern mitten in der Stadt. Es war gar nicht möglich, rechtzeitig dort zu sein. Oder ich habe mich angestrengt, es irgendwie zu schaffen, und dann fiel die Veranstaltung aus. Ich hatte keine Ahnung, an welches Schwarze Brett ich hätte schauen müssen. Heute beneide ich die Studenten, die alles elektronisch mitgeteilt bekommen!«

Was für jeden Studierenden ein Moment des Ärgernisses und der Irritation darstellt, kann für autistische Menschen so überfordernd sein, dass sie die Situation komplett meiden und sich aus dem Studium gänzlich zurückziehen. Doch wer aufgrund einer autistischen Struktur eine Ausbildung nicht erfolgreich abschließen kann, für den rückt eine Tätigkeit auf dem allgemeinen Arbeitsmarkt in weite Ferne. In vergleichbaren Industrienationen ist dies nicht anders, wie Untersuchungen aus Schweden oder den USA zeigen, in denen bislang auch kaum nennenswerte Beschäftigungsmöglichkeiten für Autisten bestehen. Hierzulande sah man lange Zeit in der Werkstatt für Menschen mit Behinderungen die Alternative zur gänzlichen Arbeitslosigkeit, und zwar keineswegs nur für Menschen mit schweren autistischen Störungen und erheblichen kommunikativen Defiziten, sondern auch für hochfunktionale bzw. Asperger-Autisten. Eine solche Werkstatt, so empfinden es heute jedoch die meisten von ihnen, kann für sie kein Ort der beruflichen Erfüllung oder Zufriedenheit sein.

Nun ist die Arbeitswelt jedoch so stark geprägt von Zeitdruck, Arbeitsverdichtung und permanentem Innovationsanspruch, dass der Einstieg in dieses »Karussell« häufig misslingt. Systeme, Produkte und Trends befinden sich ständig im Wandel. Die strukturellen Bedingungen und personellen Verantwortlichkeiten sind alles andere als stabil. Als Autist kann man sich kaum langfristig einarbeiten, ohne unter Dauerstress zu geraten. Wenn dann auch noch auswärtige Schulungen verlangt werden, um auf dem neuesten Stand zu bleiben, und die Unternehmen immer neue Strategien, Ziele und Arbeitsabläufe entwickeln, werden aus neuen Anforderungen schnell Überforderungen. Viele Menschen aus dem Autismusspektrum resignieren, verlieren die Hoffnung auf einen für sie passenden Arbeitsplatz, begnügen sich zwangsläufig mit geringsten finanziellen Mitteln (Sozialleistungen oder Unterstützung von Eltern und Angehörigen) oder bleiben ganz zu Hause (was ihre soziale Isolation noch weiter steigert).

BEWERBUNGSGESPRÄCHE Immerhin: Einige der Betroffenen stellen sich den Herausforderungen, schreiben Bewerbungen und lassen sich auf Vorstellungsgespräche ein. Doch genau diese Momente sind die schwersten: Was wird gefragt? Wie ist was gemeint? Welche Fähigkeiten werden verlangt? Wie kann ich meine Kompetenzen präsentieren? Und insbesondere: Wie gehe ich damit um, wenn der Arbeitgeber erst einmal »plaudern« will, ohne eine klare Richtung oder Fragestellung vorzugeben? Kaum eine Situation wird von Menschen aus dem Autismusspektrum ähnlich schwierig und anstrengend erlebt wie diese Gespräche, besonders dann, wenn von nichts anderem als von Teamfähigkeit, Kommunikationsfähigkeit, Mobilität, Selbstorganisation, Flexibilität, Stressresistenz oder sozialer Netzwerkbildung die Rede ist, ohne dass deutlich wird, worin denn genau die erwartete Tätigkeit besteht.

Aber problematisch ist natürlich nicht nur das Vorstellungsgespräch, problematisch ist oft der Arbeitsalltag mit seinen vielen Stressfaktoren. Die hohe Reizempfindlichkeit, die leichte Erregbarkeit, das Missverstehen von Fragen und Erwartungen, die Probleme beim Multitasking, der eingeschränkte Blickkontakt und die Schwierigkeit, Signale der Interaktion wahrzunehmen und angemessen zu beantworten, vielleicht auch die Rigidität im Handeln, all das kann leicht zu Frustrationen auf beiden Seiten, zur Kündigung nach der Probezeit oder zu psychosomatischen Beschwerden führen.

Zum Glück gibt es auch Gegenbeispiele, und das nicht nur aus der IT-Branche, sondern auch aus dem kaufmännischen, dem medizinischen, dem sozialen Bereich, aus der Verwaltung, aus Archiven und Bibliotheken. Menschen aus dem Autismusspektrum werden dort als Arbeitnehmer geschätzt, weil sie offen und ehrlich, gründlich und konsequent, zuverlässig und loyal sind. Sie agieren nicht »hinter dem Rücken« ihrer Kolleginnen und Kollegen, nehmen niemanden »auf den Arm« und initiieren keine Mobbingsituationen. Ihre Aufgaben gehen sie verantwortungsbewusst und strukturiert an und orientieren sich ganz an der Sache. Im für den Arbeitgeber »besten« Fall verzichten sie auf Kaffeepausen mit den Kollegen und arbeiten stattdessen weiter. Von ihrem oft großen Wissensspeicher, ihrer Genauigkeit und ihrem Blick für Details kann das ganze Unternehmen profitieren.

BERUFSBILDUNGSWERKE An dieser Stelle ist die Hilfestellung für eine adäquate Beratung und Unterstützung durch Berufsbildungswerke (BBW) und Jobcoaches wichtig. Sie informieren Unternehmen und Mitarbeiter über autistische Fähigkeiten und Besonderheiten, trainieren individuelles Bewerbungsverhalten und kommunikative Kompetenzen (»Soft Skills«) der Bewerber und prüfen, ob die Rahmenbedingungen und Arbeitsabläufe den autistischen Strukturen entsprechen können. Die Erfahrungen der Berufsbildungswerke zeigen, dass neben der IT-Branche auch handwerkliche, kaufmännische und logistische Berufe nicht nur gut erlernbar sind, sondern auch langfristig von Menschen mit ASS ausgeübt werden können.

Damit es zur Zufriedenheit aufseiten des Arbeitnehmers, der Kollegen und des Arbeitgebers kommt, sollte regelmäßig überprüft werden, was hilfreich und angemessen und was ggf. störend und belastend erlebt wird: der Raum und seine Ordnung, die Zeit, das Arbeitstempo, die Aufgaben, der Umgang mit neuen Anforderungen, die Pausen- und Urlaubssituation, die Außenkontakte und kommunikativen Erwartungen. Wenn die ersten beiden Schwellen (erstens die Unterstützung bei der Suche nach einer geeigneten Ausbildung durch das BBW sowie zweitens die Hilfe bei der Stellensuche und Begleitung am Arbeitsplatz durch den Jobcoach) erfolgreich gemeistert sind, sollten alle Beteiligten weiterhin prüfen:

- Sind die Arbeitsprozesse logisch aufgebaut, transparent und gut strukturiert?
- Wechseln die wesentlichen Ansprechpartner und Auftraggeber im Arbeitsalltag nicht zu oft?

- Ist die Kommunikation klar und eindeutig? Wird auf rhetorische Fragen und Anweisungen »zwischen den Zeilen« verzichtet?
- Können die betrieblichen Konventionen und Verhaltensregeln im Gespräch in expliziter Weise geklärt werden?
- Können plötzliche, unvermittelte Veränderungen weitgehend vermieden werden?
- Ist man vor störenden Nebengeräuschen und flackernden Neonröhren geschützt?
- Kann man schwerpunktmäßig per E-Mail kommunizieren, wenn man äußerst ungern telefoniert?
- Stehen Rückzugsmöglichkeiten bei Anstrengung und Überforderung zur Verfügung?

Einige der in der jüngeren Zeit entstandene Vermittlungsangebote (Specialisterne, Auticon, AutWorker, AUREA etc.; Seng 2014) lassen hoffen, dass sich das Angebot weiter verbessern wird. Nichtsdestotrotz benötigen viele Betroffene Hilfe dabei, eine für sie geeignete Nische ausfindig zu machen und sich in dieser auch »einzunisten«.

Gestaltung des Wohnens – kommunale Teilhabe

Der Auszug aus dem Elternhaus stellt für jeden jungen Menschen eine hohe Anforderung dar. Eine passende und bezahlbare Wohnung bzw. Wohnform zu finden, die finanziellen und organisatorischen Fragen zu klären, Abschied aus den vertrauten Räumen der Kindheit zu nehmen, die Chance eines eigenständigen, elternunabhängigen Lebens zu meistern – die Schritte auf dem Weg zu einer verantwortungsbewussten Gestaltung sind selten frei von Befürchtungen, Krisen, Schwierigkeiten. Für Menschen aus dem Autismusspektrum und auch für ihre Angehörigen sind solche Fragen und fundamentalen Veränderungen mit noch größeren Ängsten und Ambivalenzen verbunden:

Wie kann der – über Jahre vertraute, geregelte, eingespielte – Alltag nun ohne Hilfe und Orientierung bewältigt werden? Kann auf die Unterstützung und Kompensation durch die Eltern verzichtet oder diese adäquat ersetzt werden? Traut sich der Betroffene überhaupt zu, sein Leben selbst in die Hand zu nehmen, oder wird der Stressfaktor, die Überlastung und das Chaos höher sein als der Entspannungsfaktor? Wie wird die neue Umgebung auf manch seltsam anmutende Eigenheit des autistischen Menschen reagieren? Besteht Toleranz gegenüber den Ritualen und Gewohnheiten, die ja vor allem Sicherheit gewährleisten? Gelingt es, das neue Zimmer, die eigene Wohnung zum Ort der Geborgenheit, der Privatheit, des Wohlbefindens zu machen? Wie groß ist die Gefahr, in Einsamkeit zu versinken? Gibt es überhaupt »passende« Wohnungsangebote und Wohnformen in der Umgebung?

Die aktuellen Zahlen sprechen nicht gerade dafür, dass dieser Übergang gut zu bewältigen wäre: Mehr als die Hälfte aller Erwachsenen aus dem Autismusspektrum leben im deutschsprachigen Raum weiterhin in ihrer Herkunftsfamilie. Auch in vergleichbaren Industrienationen ist das nicht anders. Allerdings gibt es in skandinavischen und angelsächsischen Ländern schon seit Längerem gute Erfahrungen mit kleinen, gemeindeintegrierten Wohnformen, und zwar nicht nur für diejenigen, die in der Gestaltung ihres Alltags relativ selbstständig sind, sondern auch für autistische Menschen mit einem hohen Unterstützungsbedarf.

Hierzulande waren die Betroffenen lange Zeit auf stationäre Wohnformen angewiesen, die sich häufig in Großeinrichtungen bzw. in deren Trägerschaft befanden. Für eine so intensive und umfassende

Betreuung sind die meisten Menschen mit hochfunktionalem Autismus jedoch zu eigenständig, zumal das Bedürfnis nach Rückzug und Privatsphäre dort nur unzureichend eingeräumt wird. Das selbstbestimmte Wohnen – in der UN-Behindertenrechtskonvention (UN-BRK) als Recht verankert (Artikel 19) und auch bei uns schon seit Langen gefordert – kann aber für viele Menschen mit ASS auch zur Überforderung werden, wenn keinerlei Assistenz für kommunikative und lebenspraktische Belange vorhanden ist.

Genauso kann der Verbleib im Elternhaus für viele Betroffene nicht die Lösung sein. Manche von ihnen spüren, dass die eingeschliffenen Verhaltensmuster der vergangenen Jahre die Möglichkeit auf neue und konstruktive Entwicklungen schmälern. Andere hingegen zeigen wenig Eigeninitiative bezüglich einer aktiven Loslösung vom Elternhaus. Schauen sich dann die Angehörigen aktiv nach passenden Alternativen um, so tun sie das nicht ohne Schuldgefühle: Wie können sie denn sicher sein, ob ihre erwachsenen Söhne oder Töchter die angestrebte Trennung bewältigen und sich in der neuen Umgebung einleben werden?

Nicht nur die passende Wohnform muss gefunden werden, sondern es müssen auch die Übergänge verantwortungsvoll geplant, organisiert und reflektiert werden. Dazu kann die »persönliche Zukunftsplanung« hilfreich sein, die – mit dem betroffenen Menschen im Zentrum und einem Unterstützerkreis an seiner Seite – sehr sorgfältig die Wünsche und Vorstellungen des autistischen Menschen ermittelt und die Möglichkeiten ihrer Umsetzung auslotet.

Wünsche, Visionen, Zukunftsplanungen: Zahlreiche Berichte von Menschen aus dem Autismusspektrum weisen darauf hin, dass ihnen folgende Aspekte wichtig sind:

- eine möglichst stabile und langfristige Wohnplanung, damit es nicht wiederholt zu neuen, irritierenden Wechseln kommt;

- ein Haus in einer ruhigen Gegend, das selbst nicht hellhörig sein darf, mit möglichst ruhigen Nachbarn, eventuell einem umsichtigen Hausmeister und der Chance auf eine möglichst hohe Reizabschirmung;
- ein guter Zugang zur Infrastruktur mit einem übersichtlichen Supermarkt, dem Hausarzt und dem Zahnarzt in der Nähe sowie einer guten Verkehrsanbindung;
- zu Beginn der neuen Lebenssituation Hilfen bei den konkreten Anforderungen des Wohnalltags (eventuell unterstützt durch Ablauf- und Ordnungsschemata), etwa beim Sauberhalten der Wohnung, beim Einkaufen und Zubereiten des Essens sowie Wäschewaschen;
- Begleitung bei Behördenkontakten, Finanz- und Vertragsangelegenheiten durch eine ruhige, erfahrene und mit Autismus vertraute Person – Menschen aus dem Autismusspektrum machen (wie andere auch) die Erfahrung, dass sie mitunter allzu rasch und voreilig etwas unterschreiben, nur um möglichst schnell der erdrückenden Situation zu entkommen. Hier wäre es ratsam, sich zuvor eine gute Strategie zurechtzulegen und um ausreichend Bedenkzeit zu bitten.

Traditionelle Wohnformen in Heimen oder Komplexeinrichtungen können diese Aspekte kaum ausreichend sicherstellen und finden bei autistischen Erwachsenen zunehmend weniger Anklang. Ein gänzlich unabhängiges Wohnen hat hingegen den Vorteil, dass vieles darin planbar und vorhersehbar ist. Und wer ganz für sich allein lebt, der kann leichter die immer wieder benötigte Ruhe erlangen, gerade dann, wenn der Alltag unvorhersehbar, anstrengend und chaotisch war. Doch allzu isoliert und vereinsamt möchten viele autistische Menschen natürlich auch nicht leben. Sie wünschen sich ein individuell richtiges Maß an Kontakten einerseits und Rückzugsmöglichkeiten andererseits.

Somit wird es notwendig sein, »passgenaue« Angebote des unterstützten Wohnens (»supported living«) in der Einzelwohnung bzw. in einer regulären Wohngemeinschaft oder auch des unabhängigen Wohnens (»independent living«) zu entwickeln, beispielsweise in einer übersichtlichen Wohnanlage mit einer Servicezentrale innerhalb der Gemeinde, wie dies in anderen Ländern schon oft angeboten wird. Und zunehmend selbstverständlich sollte es auch werden, diese neueren Wohn- und Lebensformen gemeinsam mit den Menschen aus dem Autismusspektrum zu konzipieren und zu reflektieren, denn sie können am besten einschätzen, was ihnen im Alltag hilft und was ihnen schadet.

Freie Zeit, Urlaub, Sport, Kreativität – kulturelle Teilhabe

Vielen Menschen aus dem Autismusspektrum fällt es nicht leicht, ihre freie Zeit im Alltag und am Wochenende zufriedenstellend zu gestalten. Spontane Ausflüge, Kino-, Konzert- oder Privatbesuche sind ihre Sache nicht. Aktivitäten wollen ausreichend geplant und vorbereitet sein, um nicht in überfordernde Situationen zu geraten. So tendieren sie dazu, sich auf das zu konzentrieren, was ihnen vertraut ist. Von außen wirkt es oft recht stereotyp, wenn stets die gleichen Wege für die Spaziergänge gewählt, bekannte Fach- und Sachbücher erneut gelesen (und Romane eher abgelehnt) werden, wenn auch das Hören von Musik bei den gleichen Stücken landet oder ein Puzzle wieder und wieder zusammengesetzt wird.

Einige Menschen mit ASS berichten jedoch von der Erfahrung, dass man auch in der Gruppe Musik hören, Musik machen oder im Chor singen kann, ohne dass ihre spezifische Form der Wahrnehmung, der Reaktion und Interaktion auf Irritation beim Gegenüber stößt. Gerade in inklusiven Musikgruppen und musiktherapeutischen Angeboten besteht die Möglichkeit, über die Erfahrung von Melodie, Klang und Rhythmus einen gemeinsamen Prozess zu gestalten, der frei ist von sprachlichen Missverständnissen oder ästhetischen Zwängen. Auch gut strukturierte Gruppenangebote mit Bewegungsformen in festgelegten Abläufen (Beispiel: Tai-Chi) und nicht zuletzt Wald- und Strandspaziergänge in der Gruppe können sich als geeignet erweisen.

Dabei stellen autistische Menschen gelegentlich fest, dass sie motorische Abläufe viel stärker planen, also gedanklich erfassen und kognitiv umsetzen müssen, als andere Menschen. Bisweilen empfinden sie sich fremd in ihrem Körper und zeigen leichte Formen der »Depersonalisation«: Gehört dieser Körper wirklich zu mir? Warum ist er mir so fremd? Sie spüren selbst (oder die Reaktionen ihrer Umwelt weisen sie darauf hin), dass ihre Motorik stockend und ungelenk wirkt. Manchen hilft es, sich mit den eigenen Bewegungen und Bewegungsabläufen im Spiegel vertraut zu machen, Probleme der Koordination und der Orientierung im Raum durch gezieltes Training (ggf. mit Physio- oder Ergotherapeuten) zu verbessern. Anderen gelingt es, eine relativ stabile Nordic-Walking- oder Billardgruppe zu finden und regelmäßig daran teilzunehmen.

In Mannschaftssportarten mit diffusen Regelwerken, permanent wechselnden Interaktionsformen und der Notwendigkeit, Bewegungsabsichten von Mit- und Gegenspielern schnell zu erfassen, wird man sie nur selten finden. Vielen ist auch im Kindes- oder Jugendalter der Spaß am Sport genommen worden, weil man weder ihre motorischen noch ihre kognitiven Besonderheiten erkannte.

BEISPIEL

Herr S. berichtet, dass ein neuer Sportlehrer zu Beginn des Unterrichts die Klasse einmal aufforderte, »schon mal locker zu traben«. Heute fragt er sich, warum dieser Lehrer »traben« sagte, wenn er gar nicht »traben« meinte. Denn als Schüler verstand Herr S. diese Aufforderung natürlich dahingehend, die entsprechende Bewegung eines Pferdes imitieren zu sollen, was ihn zum Gespött der ganzen Klasse machte ...

Zum Glück gibt es Freizeitbeschäftigungen, in denen autistische Menschen genau richtig am Platz sind: Dazu können Sportarten wie Rudern, Reiten, Fechten oder Schwimmen gehören, und natürlich das Schachspielen: In vielen Schachklubs sind Autisten vollständig integriert, nehmen an Meisterschaften und Turnieren teil und sind für die Mannschaft unverzichtbar. Andere sind Mitglied in einem Chor oder musizieren mit anderen oder allein, entdecken das (Makro-)Fotografieren oder das Filmen. Besonders erwähnt wird oft die Malerei, die vielen die Chance eröffnet, sich zugleich entfalten und entspannen zu können und zudem die Möglichkeit bietet – etwa über die Ausstellung der eigenen Bilder – Resonanz durch andere Menschen zu erfahren und das Selbstwirksamkeitsgefühl zu steigern.

KÖRPERWAHRNEHMUNG Grundsätzlich ist die Verbesserung der Körperwahrnehmung ein wichtiges Thema für Menschen mit Autismus. Der Zugang zu Körperempfindungen (Schmerz, Hunger, Durst, Verspannung, Naselaufen und andere Krankheitssymptome etc.) ist bei einigen nur sehr gering ausgeprägt und muss bewusst geübt werden. Manche Menschen mit ASS berichten auch davon, dass sie Emotionen am ehesten an körperlichen »Symptomen« bemerken, zum Beispiel die eigene Angst an einem Engegefühl in der Brust, die Trauer an vermehrtem Tränenfluss, Wut an der gepressten Stimme oder Freude am Bewegungsbedürfnis. Auch in solchen Fällen hilft die aktive Bewusstmachung und Bewussthaltung der Wahrnehmungen und das Kultivieren eines achtsamen Umgangs.

Bei oft wenig intuitivem Zugang zu Bedürfnissen des eigenen Körpers sind Kenntnisse über eine gesunde, ausgewogene, qualitativ und quantitativ gute Ernährung genauso wichtig wie die Wahrnehmung medizinisch empfohlener Vorsorgemaßnahmen. Wem es schwerfällt, die notwendigen Terminabsprachen zu treffen oder die richtigen Ärzte und Institutionen zu finden, sollte dafür eine Person des Vertrauens als Ansprechpartner und zur Begleitung auswählen.

Zur Freizeitgestaltung, zur Erholung und zur Entwicklung einer angemessenen Lebensqualität gehört in unserer Gesellschaft zweifellos auch das Reisen. Auf den ersten Blick mag man meinen, auf Reisen würden autistische Menschen kaum die – für sie so wichtige – Sicherheit und Stabilität bewahren können. Aber dann zeigt sich, dass manche auch unterwegs in der Fremde – trotz aller Routinen und Rituale – neue und wichtige Erfahrungen machen können.

BEISPIEL

Frau V. berichtet, dass sie bereits im ersten Semester entnervt ihr Studium abgebrochen habe, weil ihr die Universität sehr viel unübersichtlicher, unsystematischer und unverbindlicher erschien als das vertraute und gut strukturierte Gymnasium zuvor. Eine Reise nach England eröffnete ihr dann die Chance, sich in fremder Umgebung toleriert und akzeptiert zu fühlen. Sie studierte die Verhaltensweisen der Menschen dort sehr genau und richtete ihr Handeln so gut wie möglich daran aus. Wenn ihr dies nicht zufriedenstellend gelang, fragte sie nach: »Ich war die unwissende Ausländerin, der man alles geduldig und mehrfach erklärte und zeigte. Mir ging es zum ersten Mal in meinem Leben gut, auch und gerade weil mir das Kopieren der anderen Halt und Sicherheit gab.«

Möglicherweise zeigen sich im konkreten Reiseverhalten autistischer Menschen manche Besonderheiten, Gewohnheiten und Rituale. Aber ein gänzlicher Verzicht auf die Erfahrung der Fremde ist keineswegs das, was die meisten von ihnen wünschen.

Selbsthilfe, Selbstvertretung, Partizipation – gesellschaftliche Teilhabe

Zu Beginn des fachlichen Eintretens für die Belange autistischer Menschen waren es in erster Linie Elterninitiativen, die in Zeiten mangelnder Diagnose- und Fördermöglichkeiten an die Öffentlichkeit gingen und sich für autistische Menschen engagierten. Sie suchten Kontakt zu Kliniken und therapeutischen Einrichtungen, rezipierten internationale Konzepte sowie die Methoden der Sprachanbahnung, der Verhaltenstherapie, des TEACCH-Ansatzes etc. Vor allem wehrten sie sich überzeugend gegen die lange vorherrschende Anschauung, Autismus sei eine psychodynamisch zu deutende Störung, die ihre Ursache vor allem in emotionalen Defiziten der Eltern habe.

Unter dem Dach des Bundesverbandes »Hilfe für das autistische Kind« entstanden neben Selbsthilfegruppen von und für Eltern auch Fortbildungsangebote für Fachkräfte sowie erste Autismustherapiezentren, die bis heute Bestand haben. Hinzu kam die Trägerschaft von Wohn- und Arbeitsangeboten. Inzwischen hat »autismus-Deutschland e.V. – Bundesverband zur Förderung von Menschen mit Autismus« (so der Name seit 2005) neben den genannten Funktionen auch Aufgaben der Beratung, der Organisation großer Tagungen sowie die Herausgabe von Büchern, Zeitschriften und Broschüren übernommen (siehe www.autismus.de).

In den letzten Jahren wollen Menschen aus dem Autismusspektrum nicht mehr nur vertreten werden, sie wollen sich selbst Gehör verschaffen, denn gesellschaftliche Teilhabe bedeutet ja nicht nur, irgendwie dabei zu sein. »Partizipation« meint mehr, meint die aktive Mitbestimmung in gesellschaftlich relevanten Entscheidungsprozessen und in den entsprechenden Gremien. Dazu haben autistische Menschen an vielen Orten Selbsthilfegruppen gegründet. Trotz konzeptioneller und regionaler Unterschiede sind die Ziele dieser Gruppen meist ähnlich: Es geht ihnen einerseits um den freien Austausch von Erfahrungen, Problemanzeichen und Konflikten (ohne familiäre, pädagogische oder therapeutische Kommentare und Interventionen) und um praktische Tipps zur Gestaltung des Alltags. Andererseits dienen die Gruppen dazu, Auswege aus der Isolation zu finden, das Selbstwertgefühl und das Selbstbewusstsein zu fördern und sich in die Belange der Öffentlichkeit – fachlich und kommunal – einzumischen. Viele machen dabei die Erfahrung, dass autistische Menschen untereinander viel offener und konkreter kommunizieren können, weil die Situation frei ist von versteckten Absichten oder unausgesprochenen Regeln.

BEISPIEL

Frau L. erwähnt, dass sie manche ihrer Erfahrungen nur in der Selbsthilfegruppe stressfrei mitteilen könne. So berichtete sie dort von einer Lehrerin, die einmal zu ihr gesagt habe: »Man sollte mal ein Auge auf deine Hausaufgaben werfen!« Frau L. habe – das geworfene Auge vor Augen – regelrecht unter Schock gestanden und sei weinend aus dem Klassenzimmer gelaufen, was niemand verstanden habe. Ein anderes Mitglied der Gruppe berichtet, dass er die Frage eines Arztes (»Sie wollen mich wohl auf den Arm nehmen?«) leider wörtlich genommen und geantwortet habe: »Das schaffe ich nicht, Sie sind zu schwer!« Die Gruppe beschließt daraufhin, ein Buch der »merkwürdigsten Redewendungen« anzulegen und gemeinsam kontinuierlich zu erweitern.

Die Bedeutung der Selbsthilfebewegung im Autismusspektrum geht natürlich über solche Erlebnisse und Ergebnisse weit hinaus: Der Austausch von Erfahrungen, das Angebot von Workshops, die Stärkung der kommunikativen Kompetenzen, das konkrete Training von Bewerbungsgesprächen, all das können Ziele von Selbsthilfegruppen sein.

Freundschaften – Partnerschaften – Beziehungen

Wer autobiografische Berichte von Menschen aus dem Autismusspektrum liest, der kann daraus wichtige Schlüsse über das Leben und Erleben in dieser Gesellschaft ziehen – nicht nur auf Menschen mit Autismus bezogen, sondern generell: Wie unpräzise wir oft mit unseren Worten umgehen! Wie schwierig es ist, sich gegen die allgegenwärtige Reizüberflutung zu wehren! Wie hektisch und unvorhersehbar größere Gruppen von Menschen agieren! Wie wenig transparent Ämter, Behörden und andere Institutionen oft sind! Wie hoch der Druck an Erwartungen im sozialen Zusammenleben ist! Wie achtlos wir von einer Situation in die nächste hasten!

BEISPIEL

Herr B., in fester Beziehung lebend und Vater einer kleinen Tochter, ist erst seit einigen Monaten als Autist diagnostiziert. Seine Familie und sein soziales Umfeld empfanden ihn eigentlich schon immer als allzu förmlich, steif, fast gefühllos. Er selbst wünschte sich Kontakte, Freundschaften, eine Liebesbeziehung, scheiterte aber immer wieder. Schließlich glaubte er selbst nicht mehr daran, jemals eine Partnerin zu finden, die sich auf seine Eigenarten würde einlassen können. In der Stadtbibliothek, die er häufig aufsucht, lernte er sie dann doch kennen. Die Beziehung empfindet er heute als tief und ehrlich, aber auch als anstrengend. Feiern, Geburtstage, Weihnachtsfeste beispielsweise sind ihm ein Gräuel. Er fragt sich dann:

»Wie geht eigentlich: schenken? Und wie geht: beschenkt werden? Wie kann ich peinliche Situationen vermeiden? Mir fällt es oft schwer, ein passendes Geschenk für meine Frau auszusuchen. Noch mühsamer ist es für mich, ein Geschenk zu erhalten und darauf zu reagieren. Manchmal ahne ich die Erwartungen, die meine

Frau oder ein anderer beim Schenken hat. Aber meine Reaktionen sind wohl meist enttäuschend. Als Kind habe ich ehrlich gesagt: ›Das habe ich mir gar nicht gewünscht!‹ Warum meine Aussage ein Schock für Oma war und Vorwürfe von Opa nach sich zog (nicht nur an mich, das undankbare Kind, sondern auch an meine Eltern), blieb mir unerklärlich. Auch heute bekomme ich keine glänzenden Augen, wenn ich ein Geschenk erhalten habe. Freudige Luftsprünge oder spontane Umarmungen sind meine Sache nicht. Dafür habe ich mir inzwischen ein paar Sätze zurechtgelegt, die meist helfen: ›Das kann ich gut gebrauchen!‹ Oder: ›Prima! Ich freue mich!‹

Außerhalb der Familie klappt das ganz gut, aber meine Frau überzeugt das nur wenig. So haben wir vereinbart, untereinander ganz darauf zu verzichten. Ich jedenfalls möchte gar keine Geschenke mehr bekommen und möglichst auch keine überreichen müssen. Schwer wird es wohl, wenn unsere Tochter älter wird.«

So oder so, der angemessene Umgang mit den Erwartungen des Gegenübers ist ja auch für neurotypische Menschen oft recht knifflig. Menschen mit ASS sagen viel eher das, was sie denken, ohne Rücksicht auf gesellschaftliche Konventionen. Und sie nutzen dafür vor allem die kognitive Ebene, weil ihnen der direkte Zugang zur intuitiven Ebene oft nicht gelingt. Dies gilt für viele Bereiche des gesellschaftlichen Zusammenlebens. Manchmal erwähnen sie, dass ihnen die ganze Welt der sozialen Interaktionen vor allem Anspannung, Angst und ungeheure Anstrengung bereitet. Und anstrengend sind nicht nur die äußeren Anforderungen, Erwartungen, Konventionen, anstrengend ist vor allem die innere Ambivalenz.

Es besteht für viele (wenn auch nicht alle) autistische Menschen durchaus der Wunsch, zu einer Gruppe dazuzugehören, Freundschaften zu schließen, eine Partnerschaft einzugehen, auch eine intime und sexuelle Beziehung zu erleben. Der Wunsch nach Nähe ist oft ebenso groß wie die Probleme, mit ihr umzugehen. Viele Autisten würden gern ihr Leben an der Seite eines vertrauten Menschen verbringen, wollen keineswegs ewig einsam und allein bleiben. Doch regelmäßiges – zeitweiliges oder auch längeres – Alleinsein muss dennoch möglich bleiben und akzeptiert werden, in manchen Fällen am besten dadurch, dass jeder seine eigene Wohnung behält und man sich gezielt für gemeinsame Aktivitäten verabredet.

Wie viele intime Beziehungen zwischen zwei autistischen Menschen es gibt, wurde bislang nicht systematisch erfasst, ganz selten ist dieses »Beziehungsmodell« nach klinischer Erfahrung jedoch nicht. Das häufigere »Beziehungsmodell« ist wahrscheinlich, dass sich zwei sehr unterschiedliche Menschen aufeinander zubewegen: zum Beispiel ein autistischer und ein tendenziell chaotischer, quirlig-sozialer Partner. Hier können sich die Partner im besten Fall mit ihren Eigenschaften ergänzen, etwa beim Umgang mit Ordnung, Struktur, Verlässlichkeit und Klarheit auf der einen Seite sowie Spontanität, Flexibilität und sozialem Gespür auf der anderen. Dem autistischen Partner stehen dabei oft weniger Varianten der Beziehungsgestaltung zur Verfügung als seinem nicht autistischen Gegenüber. Er benötigt klare Absprachen für mögliche Unternehmungen und ebenso Rückzugsmöglichkeiten, wenn die Situation beängstigend wird.

Die Gestaltung von Freundschaften, Partnerschaften und intimen Beziehungen erfordert Zeit, Geduld, Interesse, Ehrlichkeit, Achtsamkeit. Ein gemeinsames Hobby oder Interesse ist für eine (freundschaftliche) Verabredung hilfreich, in manchen Fällen sogar unabdingbar, da der verbale Austausch für Menschen aus dem Autismusspektrum auf einen bedeutungsvollen *Inhalt* angewiesen ist und sich nicht – wie es das Klischee von »normalen« Menschen behauptet – auf reinen Small Talk, »Geplänkel« oder Flirt beschränken kann. Eine engere Beziehung benötigt dann – wie auch sonst im Leben – mehr, sie muss reifen, oft sogar länger, als dies neurotypische Menschen gewöhnt sind, sie muss auch Krisen bewältigen können, bevor ein ausreichendes Maß an Vertrauen entstehen kann.

Viele neurotypische Menschen suchen das gemeinsame Gespräch, wenn Kränkungen, Krisen oder eigentlich einfache Missverständnisse eine Beziehung belasten, wenn »unausgesprochene Gefühle« »im Raum« stehen. Was bitte, fragt dann der Autist, sind »unausgesprochene Gefühle«? Und wieso können die »im Raum« stehen? Wie kann es überhaupt gelingen, seine Gefühle adäquat auszudrücken, wo man doch häufig mehrere Gefühle gleichzeitig hat?

In der Beziehung bedarf es – wie überhaupt in der Interaktion und Kommunikation mit autistischen Menschen – einer direkten Sprache und der Bereitschaft, Missverständnisse auch umständlich zu klären. Aussagen müssen möglichst eindeutig und Botschaften unverschlüsselt sein, damit verstehbar wird, welche Bemerkung bzw. Handlungsweise die Partnerschaft belastet und wie die Belastung wieder aus der Welt zu schaffen ist.

Nicht alle, aber doch einige junge Erwachsene mit ASS fühlen sich stark unter innerem Druck, eine Liebesbeziehung einzugehen, einerseits aus dem Wunsch heraus, eine enge Bezugsperson zu haben, andererseits um der Normerwartung der Umgebung zu entsprechen und nicht als »abnormal« stigmatisiert zu werden. Häufig laufen auch Annahmen mit wie: Wer mit vierzig nicht unter der Haube ist, bekommt im Leben keinen Partner mehr. Oder: Wer mit dreißig noch keine sexuellen Erfahrungen hat, wird auch keine mehr machen. Diesbezüglich ist es wichtig, zu wissen: Viele autistische Menschen sind ausgesprochene Spätstarter oder Spätentwickler und machen erst in ihren Dreißigern erste Erfahrungen mit Affären oder Liebesbeziehungen. Uns sind einige Fälle bekannt, in denen erste »ernsthafte« Liebesbeziehungen sogar erst in den Vierzigern geknüpft, dann aber zu tragfähigen Partnerschaften wurden.

SEXUALITÄT Bezüglich der Sexualität ist es für Erwachsene mit ASS oft wichtig, zu ihren eigenen Bedürfnissen stehen zu lernen, auch wenn sie nicht der gesellschaftlichen Norm zu entsprechen scheinen. Das fängt schon damit an, wie körperliche Berührungen aussehen sollten. Nicht selten werden zum Beispiel zu sanfte, zärtlich gemeinte Berührungen als unangenehm erlebt, wohingegen kräftigere Berührungen durchaus als angenehm wahrgenommen werden können. Für manche Menschen mit ASS ist auch die Ritualisierung sexueller Abläufe wichtig, was dann mit den (eher neurotypischen) Bedürfnissen nach Abwechslung und Spontanität ausbalanciert und zu Kompromissen gebracht werden muss. Auch das Thema geschlechtlicher Identität kann im Umgang mit Erwachsenen mit ASS von hoher Bedeutung sein. So ist der Wunsch, zum anderen Geschlecht zu gehören, nach neueren Studien unter hochfunktionalen Erwachsenen mit ASS mit mehr als 5 Prozent recht häufig. Dies ist oft schambesetzt, aber wichtig zu thematisieren.

Nicht immer haben autistische Menschen genügend Energie und Zuversicht, um die kritischen Phasen einer Beziehung auszuhalten und zu überstehen (Spek 2012). Und nicht immer haben andere Menschen ausreichend viel Einsicht in das autistische Erleben, um ihre Irritationen und Zweifel zu überwinden. Ganz schwierig wird es, wenn der nicht autistische Mensch den Autisten ändern, seinen »Kokon« aufbrechen will. Und wenn er die Gewohnheiten, die Rituale, das rigide und manchmal abweisende Verhalten, das der Autist offenbar benötigt, nicht toleriert, sondern bekämpft oder gar entwertet. In solchen Fällen muss das Beziehungsmodell hinterfragt und wenn möglich auch neu ausgerichtet werden. > Körperkontakt, Seiten 49, 116 f.

Rechtliche Aspekte und Unterstützungsmöglichkeiten

Krankheit und Behinderung – sozialrechtlich verstanden

Autismus wird im ICD-Klassifikationssystem unter den psychiatrischen Störungsbildern als »tief greifende Entwicklungsstörung« beschrieben, die mit deutlichen Beeinträchtigungen der sozialen Teilhabe einhergeht. Im DSM-5 der American Psychiatric Association findet sich unter dem Übergriff der »neuronalen Entwicklungsstörung« der aktuelle Begriff: »Autismus-Spektrum-Störung«, der sich auch bei uns immer mehr durchsetzt. Im deutschen Sozialrecht wird Autismus als eine Entwicklungsstörung, nicht als eine Krankheit im engeren Sinne verstanden. »Krankheit« wäre ein »regelwidriger, vom Leitbild des gesunden Menschen abweichender Körper- oder Geisteszustand, der ärztlicher Behandlung bedarf« – so die Formulierung des Bundessozialgerichts. Menschen mit Autismus sind jedoch keineswegs krank, sie können allerdings aufgrund ihrer besonderen Entwicklung, ihrer speziellen Wahrnehmung und ihrer Interaktionen in vielen Aspekten der gesellschaftlichen Teilhabe beeinträchtigt sein. Einige von ihnen empfinden ihre autistische Disposition auch nicht als behandlungsbedürftig. > Krankheitsbegriff, Seiten 18 f., 34 f.

Aus diesen Feststellungen ergeben sich jedoch einige Schwierigkeiten in Bezug auf eine angemessene fachliche (psychotherapeutische oder psychiatrische) Begleitung: Gesetzliche (und auch private) Krankenkassen lehnen therapeutische Maßnahmen im Erwachsenenalter häufig ab, eben weil etwas nicht »krankheitswertig« sei; lediglich gewisse Leistungen der medizinischen Rehabilitation wie Ergotherapie oder Logopädie sind im Einzelfall über die Kassen abrechenbar. Zwar werden diese mehrheitlich für Kinder und Jugendliche bewilligt, aber Erwachsene können einen Anspruch zum Beispiel auf Ergotherapie geltend machen, wenn sie ihren Arzt von der Notwendigkeit einer entsprechenden Behandlung überzeugen und er eine »sensomotorisch-perzeptive Behandlung« verordnet. In der Praxis für Ergotherapie werden gezielt Übungen zur Wahrnehmung und Wahrnehmungsverarbeitung durchgeführt, um Prozesse der sensorischen Integration zu verbessern sowie die Alltagsanforderungen im Autismusspektrum zu besprechen und gezielt zu bearbeiten.

Umfangreicher sieht es mit dem Leistungsrecht der Krankenkassen aus, wenn es in Verbindung mit der autistischen Disposition zu komorbiden psychiatrischen Störungen kommt. Treten beispielsweise Depressionen, Angstzustände, Psychosen oder suizidale Krisen auf, dann werden diese psychiatrisch bzw. psychotherapeutisch behandelt und als Leistung von den Krankenkassen auch übernommen. In diesen Fällen sind ambulante oder stationäre psychiatrisch-psychotherapeutische Behandlungen angezeigt. > Behandlung, Seiten 11, 47 ff.

In der Tendenz sind die Krankenkassen allerdings zurückhaltend, wenn es um Leistungen für eine angemessene Begleitung von Menschen mit hochfunktionalem Autismus geht. Oft muss man sich an die »Eingliederungshilfe« wenden und den Status der »Behinderung« akzeptieren, um die notwendige Unterstützung zu erhalten. Und damit treten neue Fragen auf: Eine Krankheit ist Autismus nicht – aber ist Autismus denn eine Behinderung? Ist es sinnvoll und notwendig, als autistischer Mensch einen »Schwerbehindertenausweis« zu beantragen? Wird dieser Antrag dann auch bewilligt? Und wo geschieht das?

Manche dieser Fragen sind sachlich zu klären, andere sind komplexer und emotional tief greifend, denn sie beinhalten gesellschaftlicher Zuschreibungen, Stigmatisierungen und sie haben Einfluss auf das Selbstbild des betreffenden Menschen: »Ich bin, wie ich bin!« – »Ich bin doch nicht behindert!« – »Behindert ist man nicht, behindert wird man!«.

Zunächst einmal sollten Menschen aus dem Autismusspektrum (und ihre Angehörigen) versuchen, die Zuschreibung der Behinderung – so sie denn pragmatisch sinnvoll oder notwendig ist – nicht als Diskriminierung oder Kränkung zu betrachten, sondern einfach als notwendige bzw. hilfreiche sozialrechtliche Kategorie. Im SGB IX § 2 Abs. 1 heißt es dazu: »Menschen sind behindert, wenn ihre körperliche Funktion, geistige Fähigkeit oder seelische Gesundheit mit hoher Wahrscheinlichkeit länger als sechs Monate von dem für das Lebensalter typischen Zustand abweichen und daher ihre Teilhabe am Leben in der Gesellschaft beeinträchtigt ist.« Im Sinne dieser Definition von Behinderung weicht die geistige Fähigkeit oder die seelische Gesundheit eines Menschen aus dem Autismusspektrum also von der geistigen Fähigkeit anderer Menschen im selben Lebensalter ab. Fragt sich: Gibt es nur *einen* Normzustand der geistigen Fähigkeit oder der seelischen Disposition? Gibt es nicht tausend und mehr Varianten? Sprechen wir heute nicht dauernd von »Diversity«, von Vielfalt? Und wer legt den *typischen* Zustand der seelischen Gesundheit – in einem jeweiligen Lebensalter – fest? Auch hier gibt es unendlich viele individuelle Prozesse und keine normierte seelische Gesundheit.

SGB IX Aber immerhin klärt die oben genannte Definition der Behinderung, dass es vor allem um Beeinträchtigungen am Leben in der Gesellschaft geht. Hier steht das SGB IX (Rehabilitation und Teilhabe) in enger Verbindung zur International Classification of Functioning, Disability and Health (ICF). Diese Klassifikation sieht Behinderung als soziales Verhältnis zwischen dem betreffenden Menschen und seiner Umwelt – und als Wechselwirkung von Beeinträchtigungen und Barrieren der sozialen Teilhabe. In diesem Sinne lässt sich »Behinderung« nun als qualitative Einschränkung des sozialen Interaktionsprozesses verstehen – und damit vielleicht auch für Menschen aus dem Autismusspektrum besser annehmen. Niemand ist verpflichtet, sich eine »Behinderung« attestieren zu lassen, auch niemand aus dem Autismusspektrum. Doch mit der Akzeptanz der Zuschreibung »Behinderung« steigt die Anzahl der Vorteile bzw. der Möglichkeiten, Unterstützungsleistungen zu erhalten bzw. Nachteilsausgleiche zu erwirken.

So hat es durchaus Sinn, Autismus sozialrechtlich als eine Form der Behinderung zu verstehen und darüber nachzudenken, ob auch ein Grad der Behinderung und ein »Schwerbehindertenausweis« zu beantragen ist. Zuständig dafür ist in der Regel das Versorgungsamt; es entscheidet über die Teilhabebeeinträchtigung und legt den Grad der Behinderung (GdB) nach Einschätzung der jeweiligen sozialen Anpassungsschwierigkeiten fest. Liegt die Diagnose einer »tief greifenden Entwicklungsstörung« vor, dann ist zu prüfen, ob damit Anpassungsschwierigkeiten und deutliche Beeinträchtigungen in der Teilhabe (etwa im Kindergarten oder in der Schule, auf dem Arbeitsmarkt oder im öffentlichen bzw. häuslichen Leben) verbunden sind. Ist das der Fall, so wird der Grad der Behinderung bzw. der Grad der Schädigungsfolgen (30–40: leichte; 50–70: mittlere; 80–100: schwere Anpassungsschwierigkeiten) entsprechend der Versorgungsmedizinverordnung festgelegt. Ob das ein zeitgemäßes, objektiv haltbares und angemessenes Verfahren ist, sei dahingestellt. Immerhin eröffnet es Zugang zu einer Reihe von Nachteilsausgleichen und Assistenzmöglichkeiten.

Die Bedeutung der UN-Behindertenrechtskonvention

Mit der Verabschiedung und Ratifizierung der UN-BRK sind die Bestimmungen dieser Konvention verbindliches Recht in Deutschland geworden. Bund, Länder und Kommunen sind gefordert, die dafür notwendigen und verfügbaren Mittel zur Verwirklichung der sich aus der Konvention ergebenden Rechte einzusetzen, um Menschen mit Behinderungen vor Diskriminierungen zu schützen und ihnen die volle und wirksame Teilhabe an der Gesellschaft zu sichern. Chancengleichheit, Zugänglichkeit, Achtung der Unterschiedlichkeit und Akzeptanz von Menschen mit Behinderungen als Teil der menschlichen Vielfalt sind wichtige Grundsätze dieser Vereinbarung.

Mit der Konvention wurde »Inklusion« nicht nur zum neuen Leitbegriff in der Bildungslandschaft und in der Behindertenhilfe, sondern auch im Verständnis eines zukünftigen kommunalen Zusammenlebens. So beschreibt der Artikel 1 den Zweck der UN-BRK, nämlich »den vollen und gleichberechtigten Genuss aller Menschenrechte und Grundfreiheiten durch alle Menschen mit Behinderungen [...] zu gewährleisten und die Achtung der ihnen innewohnenden Würde zu fördern«. Und Artikel 7 der UN-BRK setzt die Vertragsstaaten in die Pflicht, alle erforderlichen Maßnahmen zu treffen, um zu gewährleisten, dass »Kinder mit Behinderungen gleichberechtigt mit anderen Kindern alle Menschenrechte und Grundfreiheiten genießen können«. Artikel 8 sieht vor, dass mittel- und langfristig geeignete Maßnahmen und Projekte entwickelt werden, um auf dem Wege der Bewusstseinsbildung Klischees, Vorurteile und (unbewusste) Exklusionsmechanismen gegenüber Menschen mit Behinderungen abzubauen.

Auch für erwachsene Menschen aus dem Autismusspektrum sind einzelne Artikel der UN-BRK wichtig und bieten eine Rechtsgrundlage für unterschiedliche Formen der individuellen Unterstützung: So sind im Artikel 19 Grundsätze einer »unabhängigen Lebensführung und Einbeziehung in die Gemeinschaft« formuliert. Sie zielen darauf ab, dass ein Mensch mit Behinderung selbst entscheidet, wo und mit wem er lebt – und nicht dazu verpflichtet werden kann, in einer speziellen Wohnform (etwa in einem Heim) mit einer intensiven Betreuung zu leben. Die möglicherweise notwendige Assistenz soll vielmehr persönlich und individuell gestaltet werden, vor Isolation und Exklusion schützen und zur Unterstützung des Lebens in der Gemeinschaft dienen. Damit sind die Kommunen gefordert, Formen einer gemeindenahen Begleitung anzubieten und Angebote der persönlichen Assistenz zu finanzieren.

Bedeutsam ist auch Artikel 25, der die Vertragsstaaten dazu verpflichtet, die gesundheitliche Versorgung bedarfsgerecht und barrierefrei zu gestalten und zu beachten, dass die Inklusion in das System der Gesundheit zu einer gleichberechtigten Teilhabe am Leben in der Gemeinschaft genauso dazugehört wie die Einbeziehung in die Bereiche Arbeit, Kultur und Freizeit. In derselben Bandbreite, von derselben Qualität bzw. demselben Standard wie für Menschen ohne Behinderung muss das Gesundheitssystem nun auch für Menschen mit Behinderungen der unterschiedlichsten Art, also auch für Menschen aus dem Autismusspektrum, seine Leistungen zur Verfügung stellen. Hier wäre ein Ansatzpunkt, um Angebote und Leistungen der Psychotherapie auch für Menschen mit Autismus zu prüfen und auf Chancengleichheit zu pochen.

In Bezug auf Arbeit und Beschäftigung fordert der Artikel 27 dazu auf, gerechte, sichere und angemessene Arbeitsbedingungen für Menschen mit einer Behinderung zu schaffen, sie bei ihrem beruflichen Einstieg und bei der Arbeitssuche zu unterstützen und den Erhalt des Arbeitsplatzes (etwa durch Maßnahmen der Rehabilitation) zu gewährleisten. Die Vertragsstaaten haben für eine aktive Arbeitsmarktpolitik unter Berücksichtigung der notwendigen Bedingungen für Menschen mit Behinderungen zu sorgen, eine qualifizierte Beratung, Vermittlung und längerfristige Formen der unterstützten Beschäftigung zu etablieren sowie bestehende oder neu zu entwickelnde Integrationsfirmen und -projekte zu fördern.

Zu beachten ist in diesem Zusammenhang auch der Artikel 24 Absatz 5 der UN-BRK, der im Kontext der Leistungen zur Teilhabe an Bildung das Recht auf einen gleichberechtigten Zugang zur Hochschulbildung und zur Berufsausbildung formuliert und damit einen Zusammenhang zu Artikel 27 herstellt. Im SGB IX-NEU unter § 112 sind diejenigen Hilfen aufgeführt, die es dem Leistungsberechtigten ermöglichen sollen, im Rahmen einer dualen, schulischen oder hochschulischen Ausbildung oder Weiterbildung eine berufliche Qualifikation zu erwerben bzw. ein angestrebtes Berufsziel zu erreichen. Dazu können auch Hilfen zur Teilnahme am Fernunterricht oder Hilfen zur Ableistung von Praktika gehören.

Nach aktueller Rechtsprechung kann auch die Kostenübernahme für eine ambulante Therapie in einem Autismus-Therapie-Zentrum (ATZ) als »Hilfe zur Teilhabe am Arbeitsleben« (§ 49 SGB IX-NEU) gewährt werden. Weitere Neuerungen betreffen Menschen, die einen Anspruch auf einen Arbeitsplatz in einer Werkstatt für behinderte Menschen (WfbM) haben. Sie können aus dem Arbeitsbereich einer Werkstatt auf den allgemeinen Arbeitsmarkt wechseln und behalten doch ein uneingeschränktes Rückkehrrecht in die WfbM. Und: Wer Anspruch auf Leistungen der Werkstätten für behinderte Menschen hat, muss diese nicht zwingend in einer WfbM erhalten; es kommen auch andere Leistungsanbieter infrage. Schließlich regelt das »Budget für Arbeit« (§ 61 SGB IX-NEU), dass Arbeitgeber einen »Minderleistungsausgleich« beantragen können und sowohl Lohnkostenzuschüsse als auch Unterstützungsleistungen am Arbeitsplatz dauerhaft gewährt werden.

INTEGRATIONSFACHDIENSTE Integrationsfachdienste (IFD) übernehmen in diesem Zusammenhang die individuelle Begleitung und Vermittlung der Betroffenen auf dem allgemeinen Arbeitsmarkt. Bezogen auf Menschen aus dem Autismusspektrum kann dies zum Beispiel bedeuten, Hilfestellung für kommunikative Hürden zu geben, denn schon ein »Gang aufs Amt« oder ein Vorstellungsgespräch in einem Betrieb ist ja mit vielen Stressfaktoren verbunden, weil Situationen entstehen, die man nur schwer vorhersehen kann. Daher ist eine gute Vorbereitung sinnvoll: Welche Unterlagen muss ich bei mir haben? Wo muss ich mich melden? Finde ich den richtigen Raum? Wen treffe ich dort an? Verstehe ich korrekt, was mein Gegenüber fragt? Woran erkenne ich, wann mein Gegenüber Small Talk betreiben will und wann er mir »Fallen« stellt. Werde ich zum Thema Autismus bzw. Behinderung befragt? Was soll ich dann antworten? Ist es sinnvoll, den Termin allein wahrzunehmen? Wirkt es eigenartig, wenn ich als erwachsener Mensch in Begleitung einer mir gut vertrauten Person erscheine?

Für diese und andere Fragen kann eine enge Zusammenarbeit mit dem IFD oder mit einer selbst gewählten Begleitperson hilfreich sein, denn nach Artikel 27 UN-BRK besteht eine Verpflichtung der Vertragsstaaten, Menschen mit Behinderungen bei Gesprächen in Ämtern und öffentlichen oder betrieblichen Einrichtungen angemessen zu unterstützen. Dies können auch die neu eingeführten EUTB (Ergänzende Unabhängige Teilhabe-Beratungsstellen) oder auch Autismus-Beratungsstellen in freier Trägerschaft übernehmen, die es jedoch noch zu selten in den Städten und Gemeinden gibt.

In weiteren Artikeln der Behindertenrechtskonvention werden die Vertragsstaaten verpflichtet, sich aktiv für ein Umfeld einzusetzen, in dem Menschen mit Behinderungen gleichberechtigt mit anderen an der Gestaltung öffentlicher Angelegenheiten mitwirken können (Artikel 29); und sie sollen die Mitwirkung von Menschen mit Behinderungen an öffentlichen Angelegenheiten fördern. Und auch die Teilhabe am kulturellen Leben, an Freizeit, Sport und Erholung (Artikel 30) soll gestaltet und gesichert werden.

Rechtliche Unterstützungsmöglichkeiten

Während die Auswahl relevanter Artikel der UN-BRK einigermaßen systematisch erfolgen kann, auch wenn diese nicht zwingend mit konkreten Leistungsrechten verbunden sind, ist die Zuordnung von Autismus-Spektrum-Störungen im gegenwärtigen deutschen Sozialrecht unübersichtlich. Das beginnt schon im Kindesalter: Bei Kindern mit der Diagnose »Asperger-Syndrom« ist die Eingliederungshilfe nach SGB VIII gefordert; § 35a SGB VIII sieht hier für seelisch behinderte Kinder und Jugendliche (bzw. für Kinder und Jugendliche, die von einer seelischen Behinderung bedroht sind) Leistungen der Eingliederungshilfe vor. Sie werden gewährt, wenn die seelische Gesundheit des Kindes bzw. des Jugendlichen mit hoher Wahrscheinlichkeit länger als sechs Monate von dem für sein Lebensalter typischen Zustand abweicht und daher die Teilhabe am Leben in der Gesellschaft beeinträchtigt ist.

Bei der Diagnose »Frühkindlicher Autismus« hingegen werden die notwendigen Leistungen der Eingliederungshilfe nach §§ 53 ff. des SGB XII gewährt, wenn damit eine geistige Behinderung einhergeht. Verwirrend daran ist: Beide Male handelt es sich um Eingliederungshilfe – doch im ersten Fall ist das Jugendamt zuständig, im zweiten Fall das Sozialamt. Während bei Kindern mit Asperger-Autismus die qualitative Beeinträchtigung ihrer sozialen Interaktionen ein relevantes Diagnosekriterium darstellt (und daher in den Bereich der Jugendhilfe fällt), gelten Kinder mit frühkindlichem Autismus als geistig und seelisch wesentlich behindert (wofür das Sozialamt zuständig ist). Um die vielen Unklarheiten in diesen Fragen zu beseitigen, wird gegenwärtig in den zuständigen politischen Gremien an einer »inklusiven« Lösung gearbeitet: Sie soll die mühsame Schnittstellenproblematik zwischen der Jugendhilfe und der Sozialhilfe beseitigen und alle Unterstützungsleistungen für Kinder und Jugendliche (ob »behindert« oder nicht) unter dem Dach der Jugendhilfe zusammenfassen.

TEILHABE Erwachsene aus dem Autismusspektrum können personenbezogene Leistungen für psychisch Kranke bzw. seelisch behinderte Menschen geltend machen, die in § 54 Abs. 1 SGB XII in Verbindung mit § 55 Abs. 1 und 2 SGB IX verankert sind. Hierbei handelt es sich um Leistungen zur Förderung der Teilhabe am Leben in der Gemeinschaft: Konkret kann dies zur Unterstützung des selbstständigen Wohnens, der Orientierung und Mobilität am Wohnort sowie der Gestaltung des Arbeitsumfeldes beitragen. Insgesamt sollen die Hilfen dazu dienen, Selbstständigkeit und Eigenverantwortung zu fördern und auch Sicherheit im Umgang mit der Entwicklungsstörung und ihren Auswirkungen zu erlangen. Stets ist bei diesen Leistungen nach SGB XII zu prüfen, ob eine sachliche und örtliche Zuständigkeit der Eingliederungshilfe besteht und ob nicht andere Leistungsträger (etwa die Krankenversicherung oder die Rentenversicherung) vorrangig in Anspruch genommen werden können.

Außerdem muss geklärt werden, ob als Ursache der Teilhabeeinschränkung tatsächlich die seelische Behinderung (in diesem Fall: der Autismus-Spektrum-Störung) anzusehen ist. Ein Unsicherheitsfaktor in der Gewährung dieser Hilfen besteht schließlich darin, dass § 53 SGB XII zwischen Personen, die einen Rechtsanspruch auf Leistungen der Eingliederungshilfe haben, und andererseits Personen, die Leistungen der Eingliederungshilfe erhalten *können*, unterscheidet. Hier kommt es immer wieder zu sehr unterschiedlichen Auffassungen bei

Ämtern und Bewilligungsbehörden. In jedem Fall müssen klare und gewichtige Diagnosen der tief greifenden Entwicklungsstörung und damit verbundene Teilhabeeinschränkungen vorliegen.

OFFENLEGUNG Das führt zu der Frage, wie offensiv man mit der Autismusdiagnose umgehen sollte? Eigentlich kann sie nicht pauschal, sondern nur individuell beantwortet werden; jeder betroffene Mensch aus dem Autismusspektrum besitzt in dieser Angelegenheit eigene Erlebnisse, von denen wir einige in Therapiegesprächen, individuellen Begleitungen und Trainingsgruppen erfahren haben. Und die lauten: In Jugendämtern, Sozialämtern, bei der Bundesagentur für Arbeit oder auch bei Kranken- und Rentenversicherungen ist die Kompetenz und das Verständnis in Sachen Autismus zwar nicht immer, aber oft noch sehr unzureichend. Daher ist es notwendig, möglichst genaue ärztliche Diagnosen und pädagogische Gutachten zu besitzen, in denen Aspekte der Teilhabeeinschränkungen differenziert beschrieben sind. Diese Nachweise der »wesentlichen Behinderung«, ergänzt durch einen Schwerbehindertenausweis, helfen dabei, Ansprüche erfolgreich geltend zu machen. Und es kann ratsam sein, sogar eine »Mehrfachbehinderung« zu dokumentieren, denn die gesellschaftliche Teilhabe autistischer Menschen kann ja auf mehrfache Weise (sprachlich, motorisch, orientierungsmäßig, organisatorisch, emotional und interaktional) erschwert sein. > Offenlegung der Diagnose, Seiten 139 f.

Anders ist es eventuell bei beruflichen Bewerbungen. Hier hat es in der Regel wenig Sinn, bereits im ersten Schritt (also etwa im Anschreiben) auf den Autismus aufmerksam zu machen, da dies oft zur postwendenden Zurücksendung der Unterlagen führt. Und bei nur leicht ausgeprägten Formen autistischen Erlebens wird man zum Beispiel den Arbeitsplatz erst genauer in Augenschein nehmen, bevor man entscheidet, ob man seine spezifischen Bedürfnisse in die Arbeitsvertragsgespräche einbringt. Hat man allerdings den Eindruck, dass ein längerfristiges Arbeitsverhältnis ohne Erwähnung der notwendigen Arbeitsbedingungen und -strukturen zum Scheitern verurteilt ist, dann sollte man wohl doch die Autismusdiagnose offen ansprechen. Schließlich können nur dann – wie oben erwähnt – die Möglichkeiten der Unterstützung nach SGB IX und XII auf den Weg gebracht werden.

Das Persönliche Budget

Über lange Zeit war das Denken und Handeln im Bereich der Eingliederungshilfe weitgehend orientiert an den Kategorien und Erfordernissen der bestehenden Institutionen. Das Prinzip der Fürsorge bestimmte die Vorstellungen und auch die Atmosphäre in Großeinrichtungen, Wohnheimen und Werkstätten. Eine Veränderung vollzog das SGB IX, das im Jahre 2001 eingeführt wurde, darin die »Teilhabe« als neuen Leitbegriff etablierte und damit den Wandel zu einem stärker personenzentrierten, individualisierten Vorgehen einleitete. Im Konzept des (trägerübergreifenden) Persönlichen Budgets (zunächst 2001 modellhaft vorgestellt und 2008 zu einem Rechtsanspruch erweitert) konkretisiert sich dieser Paradigmenwechsel: Hilfen, Unterstützungsformen und Assistenzleistungen sollen nun an den Grundgedanken der Selbstbestimmung, der Eigenverantwortung und der Teilhabe am Leben in der Gesellschaft ausgerichtet werden.

Das Persönliche Budget dient dazu, die individuellen Wünsche und den tatsächlichen Bedarf einer Person mit Behinderung zu ermitteln und so den Weg zu »passgenauen« Hilfeformen zu ebnen. Die Organisation eines bürgernahen und schnellen Zugangs zu den erforderlichen Teilhabeleistungen soll über Servicestellen oder Ergänzende Unabhängige Teilhabe-Beratungsstellen (EUTB) gesichert werden. Leistungsempfänger werden dort darüber beraten, wie Geldleistungen (anstelle von Dienst- oder Sachleistungen) zu beantragen sind. Gedacht ist das Persönliche Budget grundsätzlich für alle Menschen mit einer körperlichen, geistigen oder psychischen Behinderung. Ein bestimmter Schweregrad der Behinderung ist für die Gewährung nicht entscheidend, auch nicht das Alter oder die Wohn- bzw. Arbeitssituation des Antragstellers.

Mit dem Persönlichen Budget sind prinzipiell keine zusätzlichen Leistungen verbunden, sondern es ändert sich in erster Linie die Form der Beantragung und Durchführung von Leistungen. Behinderte Menschen (oder ihre Angehörigen) können nun als Arbeitgeber auftreten und entscheiden, welchen Dienst bzw. welche selbst gewählten Assistenten sie mit den Aufgaben der Unterstützung betrauen wollen. Gleichzeitig müssen sich die Träger und Wohlfahrtsverbände fragen lassen, wie sie mit ihren traditionellen Strukturen und Verfahren der Eingliederungshilfe zukünftig umgehen wollen: Wird es ihnen gelingen, ihr institutionsbezogenes Denken und Handeln aufzugeben zugunsten eines wirklich personenbezogenen Ansatzes? Werden andere Gruppen – etwa mehr Menschen aus dem Autismusspektrum – nun in den Genuss von Leistungen der Eingliederungshilfe bzw. eines neu zu verabschiedenden Bundesteilhabegesetzes gelangen? Und wird es sich dabei um individualisierte Leistungen handeln?

Das SGB IX sowie die zusätzliche Budgetverordnung sehen vor, dass mit dem Persönlichen Budget ein bestehender Eingliederungshilfebedarf gedeckt wird, aber keine höheren Kosten als durch die bislang üblichen Sachleistungen entstehen. Leistungsberechtigte erhalten auf Antrag Leistungen der Eingliederungshilfe als Persönliches Budget. Formen der Unterstützung sind beispielsweise die pädagogische Betreuung im eigenen Wohnraum bzw. die Wohnassistenz, die Schulassistenz, personenbezogene Leistungen für psychisch erkrankte Menschen oder ergänzende Hilfen zur Pflege. In Form eines monatlichen

Geldbetrags soll der ermittelte Bedarf gedeckt werden, wobei es immer wieder schwierig ist, die einzelnen Leistungen bei der zuständigen Sozialbehörde geltend zu machen: In den Bundesländern und den Regionen tragen die betreffenden Ämter unterschiedliche Namen: Sozialamt, Landratsamt, Fachstelle Eingliederungshilfe des Bezirksamtes, Landschaftsverband, Kommunalverband Jugend und Soziales etc.

Es liegt zunächst einmal in der Entscheidung des betreffenden Menschen selbst, ob er die für ihn notwendige Unterstützung in Form von Sachleistungen oder in Form des Persönlichen Budgets beantragt. Für die Antragstellung ist es nicht entscheidend, wie alt jemand ist, in welcher Wohnsituation er lebt oder welche Form der Behinderung vorliegt. Wichtig ist, sich mit dem »Arbeitgebermodell« vertraut zu machen und zu prüfen, ob man die dann notwendigen Arbeitsverträge (mit den ausgewählten Assistenten) abschließen und auch die Gehaltsabrechnungen selbst vornehmen will (und kann). Es ist auch möglich, eine Budgetunterstützung zu erhalten und sich so Hilfe bei der Verwaltung des Persönlichen Budgets zu organisieren.

Bedarfsermittlung, Hilfeplanung und persönliche Zukunftsplanung

Für manche erwachsene Menschen aus dem Autismusspektrum, die nicht bei ihren Angehörigen leben, kann eine Assistenz im Bereich des Wohnens, der Arbeit, der Alltags- und Freizeitgestaltung sinnvoll sein. Das bedeutet nicht, dass sie auf klassische Wohneinrichtungen der Behindertenhilfe, auf Heime oder betreute Wohngruppen angewiesen sind, im Gegenteil: Es steht ihnen frei, die für sie adäquate Form der Lebensgestaltung zu wählen und die dafür eventuell notwendigen Formen der Unterstützung zu beantragen.

Zunächst muss ihre grundsätzliche Leistungsberechtigung festgestellt werden, was durch ärztliche Gutachten, fachpädagogische Stellungnahmen und Sozialberichte geschehen kann. Daran schließt sich die personenbezogene Bedarfsermittlung an. Mit Einführung des BTHG ist nun im § 118 SGB IX-NEU festgelegt:

> »(1) Der Träger der Sozialhilfe hat die Leistungen nach § 54 unter Berücksichtigung der Wünsche des Leistungsberechtigten festzustellen. Die Ermittlung des individuellen Bedarfes erfolgt durch ein Instrument, das sich an der Internationalen Klassifikation der Funktionsfähigkeit, Behinderung und Gesundheit orientiert. Das Instrument hat die Beschreibung einer nicht nur vorübergehenden Beeinträchtigung der Aktivität und Teilhabe in den folgenden Lebensbereichen vorzusehen:
>
> 1. Lernen und Wissensanwendung,
> 2. allgemeine Aufgaben und Anforderungen,
> 3. Kommunikation,
> 4. Mobilität,
> 5. Selbstversorgung,
> 6. häusliches Leben,
> 7. interpersonelle Interaktionen und Beziehungen,
> 8. bedeutende Lebensbereiche und
> 9. Gemeinschafts-, soziales und staatsbürgerliches Leben.«

Die konkrete Umsetzung des BTHG erfolgt in den einzelnen Bundesländern auf der Grundlage jeweils eigener Teilhabegesetze. Die Erarbeitung und Erprobung neuer Instrumente der Bedarfsermittlung ist nicht bundeseinheitlich geregelt, sondern liegt in der Verantwortung der Bundesländer. So muss man sich – um nur vier Beispiele zu nennen – in Baden-Württemberg auf das Bedarfsermittlungsinstrument BEI-BaWü einlassen, in Berlin löste das Teilhabeinstrument TIB den Berliner Rehabilitations- und Behandlungsplan ab, in Nordrhein-Westfalen ersetzte unter dem Titel »Bedarfe ermitteln – Teilhabe gestalten« das Bedarfsermittlungsinstrument BEI_NRW die bislang angewendete Integrierte Hilfeplanung IHP 3.1, in Sachsen erfolgt die Bedarfsermittlung mithilfe des Integrierten Teilhabeplans (ITP).

Weil ein einheitliches, in seiner Anlage und Durchführung wissenschaftlich erprobtes Verfahren zur Bedarfsermittlung fehlt und bei der Gesamtplanung die Ressourcen des Menschen mit Behinderung im Vordergrund stehen sollten (und nicht seine Defizite), wurde in den letzten Jahren das Konzept der »Persönlichen Zukunftsplanung« immer populärer. Es wurde im englischsprachigen Raum unter dem Namen »Person Centered Planning« entwickelt und markiert den Wechsel von der institutionsbezogenen Denkweise hin zu einem Planungsverfahren, bei dem Ziele, Wünsche und Ressourcen der Person im Vordergrund stehen. Im deutschsprachigen Raum kommen unter dem Namen Persönliche Zukunftsplanung (PZP), Individuelle Lebensstilplanung (ILP) oder Soziale Netzwerkplanung (SNP) mehrere Verfahren zur Anwendung, die an die Stelle der traditionellen Hilfeplanung treten oder diese ergänzen.

Bei einer Persönlichen Zukunftsplanung denken mehrere Menschen gemeinsam über das Leben einer (autistischen) Person nach: An erster Stelle steht natürlich sie selbst, dann ihre Familie, Partner, Freundinnen und Freunde, schließlich auch Fachleute. Die im Mittelpunkt stehende Person fragt also nicht nur sich selbst, sondern auch Vertraute: Wie sieht eine wünschenswerte Zukunft für mich aus? Was ist mir im Leben besonders wichtig, damit es mir gut geht? Welche Assistenz benötige ich dafür? Was könnten die nächsten Schritte sein? Wer kann dabei wie helfen? Um all diese Fragen zu klären, sind strukturierte Gespräche mit unterstützenden Personen notwendig und nützlich.

Für Menschen aus dem Autismusspektrum mag es auf den ersten Blick schwierig erscheinen, andere Menschen anzusprechen und um Unterstützung zu fragen. Die Erfahrung zeigt aber, dass es im Kreis der Familie, der Freunde und der Fachleute als wertvoll angesehen wird, im Rahmen einer solchen Persönlichen Zukunftsplanung mitzudenken und mitzuhelfen. Dann kann eine gute Koordination der Hilfen und Unterstützungsleistungen gelingen, die auch darauf abzielt, bestehende Organisationen sensibler zu machen für die Belange autistischer Menschen – die in ihrem Unterstützerkreis stets den Mittelpunkt darstellen und selbst entscheiden, welche Vorschläge und Ideen sie aufgreifen und realisieren wollen und welche nicht.

Unterstützung in Studium und Beruf

Um die Phase des Übergangs von der Schule in den Beruf, der für viele junge Menschen aus dem Autismusspektrum mit Unsicherheiten verbunden ist, fachlich gut zu begleiten, haben sich die Berufsbildungswerke, das Jobcoaching und die Studienassistenz als hilfreich erwiesen. Ein Hochschulstudium ist für autistische Menschen trotz hoher kognitiver Potenziale nicht leicht zu gestalten und durchzuhalten. Manche benötigen Unterstützung bei der Orientierung auf dem Campus, bei der Koordination von Terminen und der Erstellung angemessener Wochen- und Semesterpläne, bei der Vorbereitung von Referaten, Klausuren und Abschlussarbeiten, bei der Teilnahme an Praktika und Exkursionen. Unterstützung kann auch notwendig sein, um Kontakte zu Mitstudierenden und Fachschaften zu knüpfen, Lerngruppen zu begleiten, eine Sprechstunde vorzubereiten oder einen Nachteilsausgleich zu beantragen. Im Idealfall können diese Aufgaben von einer Studienassistenz übernommen bzw. begleitet werden. > Berufsbildungswerke, Seiten 74 f.

STUDIENASSISTENZ Ähnlich wie bei der Schulbegleitung kann die Studienassistenz auch Unterstützung während der Lehrveranstaltungen anbieten, Arbeitsanweisungen der Lehrenden wiederholen und konkretisieren, den Rückzugsbedarf in den Pausen und Auszeiten ermitteln und geeignete Orte dafür erkunden, die Verbindlichkeit der regelmäßigen Kommunikation und des beständigen Treffpunkts sichern und bei der Erarbeitung von Selbsthilfe-Strategien hilfreich zur Seite stehen.

Die Universitäten verfügen heute über unterschiedliche Konzepte und Formen der Studienassistenz, die Studierenden mit Beeinträchtigungen (also nicht nur für autistische Menschen, sondern auch für Studierende mit Sinnesbehinderungen, Mobilitätseinschränkungen, chronischen Erkrankungen oder psychischen Krisen) eine Teilhabe am Studium erleichtern sollen. Zur Studienassistenz ausgebildete Personen bemühen sich um Schutz vor Mobbing und Ausgrenzung.

In der Realität sind die Angebote an den Universitäten im deutschsprachigen Raum sehr heterogen und auch der Ausbildungsstand der Assistenzpersonen kann unterschiedlich sein. In vielen Fällen lohnt es sich, sich vor Aufnahme eines Studiums bei den Studierendensekretariaten nach den konkreten Modalitäten zu erkundigen. Schon allein die Beobachtung, ob die Frage nach einer Assistenz für einen autistischen Studierenden überhaupt verstanden wird, kann viel über das real vorhandene Angebot einer Hochschule aussagen.

JOBCOACHING Mit den Möglichkeiten der »Unterstützten Beschäftigung« (»supported employment«) und des Jobcoachings kann die Erlangung und Erhaltung eines Arbeitsplatzes für Menschen aus dem Autismusspektrum erleichtert werden. Im Sinne des personenzentrierten Ansatzes soll der einzelne Beschäftigte mit seinen individuellen Ressourcen und Interessen angemessen unterstützt werden. Dabei richtet sich der Blick auf Betriebe des allgemeinen Arbeitsmarktes, in denen die Bedingungen so zu gestalten sind, dass ein dauerhaftes, reguläres und bezahltes Arbeitsverhältnis erreicht wird. Die unterstützte

Beschäftigung muss jedoch nicht unbedingt auf eine sozialversicherungspflichtige Beschäftigung hinauslaufen, während die Maßnahme des Jobcoachings nur mit der Perspektive einer solchen gewährt wird.

Im Sinne einer ganzheitlichen und langfristigen Inklusion gehören zur Unterstützten Beschäftigung: die berufliche Orientierung und Vorbereitung, die Vermittlung eines geeigneten Arbeitsplatzes sowie die Qualifizierung im Betrieb. Darüber hinaus sind auch berufsübergreifende Lerninhalte und Schlüsselqualifikationen sowie die Weiterentwicklung der Persönlichkeit des betreffenden Menschen zu berücksichtigen. Sozialrechtliche Grundlage der Unterstützten Beschäftigung ist § 38a SGB IX. Die Maßnahme der Unterstützten Beschäftigung ist in zwei Phasen gegliedert:

- In *Phase 1* übernimmt die Agentur für Arbeit für einen Zeitraum von zwei Jahren (mit Verlängerungsmöglichkeit um weitere zwölf Monate) die individuelle betriebliche Qualifizierung.
- In *Phase 2* wechselt die Zuständigkeit an das Integrationsamt; gefördert werden dann nur Menschen, bei denen eine Anerkennung der Schwerbehinderung vorliegt.

Zum Jobcoaching gehört es, sich mit den Arbeitsabläufen im jeweiligen Betrieb und am betreffenden Arbeitsplatz vertraut zu machen und zu prüfen, ob sie für den Menschen aus dem Autismusspektrum geeignet sind. Eventuell muss der Jobcoach auch einzelne Tätigkeiten aus dem Arbeitsfeld herauslösen, andere neu hinzuziehen und Prozesse umstrukturieren, Über- und Unterforderungen reduzieren und für eine angemessene Gestaltung der Arbeitsumgebung sorgen. Das kann zum Beispiel die Veränderung der Räume (Licht? Geräuschpegel? Kundenkontakt?) oder der Arbeitszeit- und Pausenregelungen mit einbeziehen.

BEISPIEL

Aus der Perspektive einer Verwaltungsangestellten mit HFA stellt sich ihre Arbeitssituation so dar: »Eine Barriere ist, wenn das Licht falsch ist. Wenn ich meine getönte Brille vergessen habe. Oder wenn ich in der Kantine stehe (nach einer schlaflosen Nacht, ob ich mir diesen Mittagsstress wirklich antun will), ein Essen bestelle (natürlich habe ich in den Tagen zuvor genauestens das Wochenmenü studiert) und dann gesagt bekomme: ›Lasagne ist leider aus! Kann es auch der Backfisch sein?‹ Solche kleinen Stolpersteine der Arbeitswelt sind für mich wahre Felsbrocken. Aber das kann ich ja keinem erzählen!«

Ein Jobcoach sollte also nicht nur die Arbeitsbedingungen, Strukturen und Aufträge verstehen, sondern auch die Betriebskultur im Blick haben und nach geeigneten Lösungen suchen. Immerhin begleitet er den Menschen aus dem Autismusspektrum in allen Belangen der betrieblichen Integration. Das kann im engeren Sinne die Anleitung am Arbeitsplatz sein, aber auch das Training sozialer Kompetenzen oder die Einübung des Arbeitsweges (und seiner möglichen Barrieren). Ziel ist es, Menschen mit Handicaps so zu unterstützen, dass dauerhafte und erfolgreiche Arbeitsverhältnisse entstehen.

Der Umfang der Unterstützung richtet sich nach den individuellen Voraussetzungen der betreffenden Person und nach ihren Wünschen; so kann ein Mensch aus dem Autismusspektrum beispielsweise auch dafür plädieren, dass der Jobcoach gar nicht direkt am Arbeitsplatz erscheint, sondern im Hintergrund für bedarfsgerechte Strukturen sorgt. Seinen Auftrag reduziert ein Jobcoach dann, wenn auch der Arbeitgeber und die Betriebsangehörigen angemessen beraten worden sind, die Stabilität des Arbeitsplatzes erreicht ist und sich eventuell ein fester Mitarbeiter im Betrieb findet, der als »Pate« bzw. als »Buddy« zum vertrauten Ansprechpartner für den autistischen Menschen wird.

Schwierig ist es leider noch oft, das Jobcoaching angemessen zu finanzieren, obwohl über das Persönliche Budget oder die Maßnahmen der Unterstützten Beschäftigung nach § 38a SGB IX eigentlich die gesetzlichen Rahmenbedingungen dafür bestehen. Immerhin kann man damit argumentieren, dass durch die Maßnahmen des Jobcoachings bzw. der Unterstützten Beschäftigung sozialversicherungspflichtige Arbeitsplätze angestrebt werden und Studien (Doose 2012) gezeigt haben, dass Menschen aus dem Autismusspektrum auf diesem Wege ihren Arbeitsplatz sichern oder neue Beschäftigungen erfolgreich meistern konnten.

ARBEITSASSISTENZ Eine weitere, allerdings etwas anders gelagerte Maßnahme ist die Arbeitsassistenz (nach § 33 Abs. 8 Nr. 3 SGB IX): Sie ist angelegt als dauerhafte Begleitung am Arbeitsplatz, um Menschen mit (schweren) Behinderungen bzw. hohem Assistenzbedarf angemessene Hilfen (der Mobilität bei Körperbehinderung oder der Kommunikation bei Sinnesbehinderung) zur Verfügung zu stellen. Welche Form der Begleitung (Unterstützte Beschäftigung? Arbeitsassistenz? Jobcoaching?) im konkreten Fall infrage kommt und welche Zuständigkeit der Rehabilitationsträger dabei zu berücksichtigen ist, lässt sich beim örtlichen Integrationsfachdienst in Erfahrung bringen.

Und natürlich ist es auch wichtig, aufseiten der Arbeitgeber für fachliche Informationen zu sorgen und darauf hinzuwirken, dass die Schaffung von Arbeitsplätzen für Menschen aus dem Autismusspektrum über Lohnkostenzuschüsse im Rahmen eines Budgets für Arbeit (§ 61 Abs. 2 SGB IX) oder über Geldleistungen der Integrationsämter an Arbeitgeber und Betriebe (§ 185 Abs. 3 Nr. 2 SBG IX) erleichtert werden kann.

Auch für autistische Menschen bestehen zahlreiche, auch rechtlich verbriefte Unterstützungsformen, was das Wohnen, die gesellschaftliche Teilhabe und die berufliche Förderung betrifft.

Konkrete schwierige Situationen im Umgang mit Erwachsenen aus dem Autismusspektrum

In der Praxis kommt es sehr häufig vor, dass es zwischen autistischen Patienten und neurotypischen Behandlern zu Kommunikationsschwierigkeiten kommt, die eine Behandlung oder Betreuung deutlich beeinträchtigen. Dieses Kapitel befasst sich mit einigen der typischen Probleme und unterbreitet Vorschläge für den professionellen Umgang damit.

Umgang mit Schwierigkeiten in der Kommunikation

Probleme in der sozialen und emotionalen Kommunikation gehören zu den Kernsymptomen bei ASS und treten dementsprechend häufig auch in der Interaktion mit den Bezugspersonen auf. Insbesondere im wenig formalisierten Kontakt fällt oft auf, wie schwer ein Gespräch in Gang zu bringen ist, es »fließt« nicht, »schwingt« nicht, häufig sind die Antwortlatenzen zu lang und intuitiv erwartete konversationelle Abläufe (etwa das Stellen einer Gegenfrage) finden nicht statt. Es fehlt das Nicken, Lächeln oder »Mhm«-Sagen an der richtigen Stelle, und Gesten gegenseitigen Respekts (die Bezugnahme auf zurückliegende gemeinsame Gespräche u. Ä.) werden vergessen. Diese Probleme werden vom unerfahrenen Gegenüber mitunter als Desinteresse, innere Abwesenheit, Faulheit oder gar Respektlosigkeit interpretiert. Das kann in »natürlichen« Situationen zu einem raschen Sich-Abwenden des Gesprächspartners führen.

Ein erster Schritt der Annäherung ist die selbstkritische Überprüfung der eigenen Theory of Mind, also der Annahmen darüber, mit welchen Motiven das (in diesem Fall: autistische) Gegenüber so handelt, wie es handelt, und so kommuniziert, wie es kommuniziert. Die eigene emotionale Reaktion ist durch Veränderung der dem Gegenüber unterstellten Motivation seiner Handlungen tatsächlich stark modulierbar. So reagieren wir auf misslingenden Small Talk vollkommen unterschiedlich, je nachdem, ob wir unterstellen, dass das Gegenüber desinteressiert an meiner Person ist, oder ob wir ihm unterstellen, dass ihm das notwendige Handwerkszeug zum Durchführen von Small Talk schlichtweg fehlt. Nehmen wir Letzteres an, können wir beginnen, uns konstruktive Gedanken zu machen, wie wir ein Gespräch mit genau diesem Gegenüber so gestalten, dass ein Kontakt zustande kommt. > Gegenübertragung, Seiten 39, 55 ff.

Vielfach lohnt sich im Gespräch mit Erwachsenen mit ASS ein Ausflug auf die Metaebene des Gesprächs, also zum Beispiel zur nicht wertenden Nachfrage, warum der Gesprächspartner so lange mit einer Antwort »wartet«, warum er immer so knapp antwortet oder warum er nicht nachfragt, wenn er etwas nicht verstanden hat. Dieses Nachfragen ermöglicht meist ein besseres gegenseitiges Verstehen und im günstigsten Fall sogar die Möglichkeit, das Verhaltensrepertoire zu erweitern. Viele Erwachsene mit ASS berichten beispielsweise, dass sie sich das Nachfragen bei Verständnisschwierigkeiten abgewöhnt haben, weil es von der Umwelt als »nervig« empfunden wurde oder als »dumm«. Manchmal braucht es nur eine kleine Ermutigung, um wieder in die Gesprächskultur des Nachfragens und Klärens einsteigen zu können.

Insbesondere für ungeduldige Zeitgenossen kann die Konversation mit Erwachsenen mit ASS trotz aller Hilfestellungen zu einer immer wiederkehrenden Geduldsprobe werden, da vieles einfach langsamer und teilweise auch komplizierter in Sprache gefasst wird, als man es gewohnt ist. > Theory of Mind, Seiten 27 ff., 55, 112

Die beschriebene Überprüfung der eigenen Theory of Mind ist ein zentraler Bestandteil des gelingenden Umgangs mit Menschen mit ASS, sie soll aber nicht implizieren, dass das neurotypische Gegenüber alle möglichen Verhaltensweisen tolerieren muss, die es persönlich stören. So neigen manche Menschen mit ASS dazu, den Gesprächspartner häufig zu unterbrechen oder »ohne Punkt und Komma« über Dinge zu sprechen, die für den anderen vollkommen irrelevant sind. > Toleranzgrenzen, Seite 52

STÖRENDES VERHALTEN Auch wenn man weiß, dass das häufige Unterbrechen nicht persönlich gemeint ist und eher dem »Fehlen eines Werkzeugs« entspricht, kann es doch als sehr störend empfunden werden. In solchen Fällen ist es sehr wichtig, das Verhalten anzusprechen und auch darauf hinzuweisen, dass man es nicht möchte. Es wäre dann aber zu viel verlangt, zu erwarten, dass das autistische Gegenüber dies sofort wird verändern können, ggf. lohnt es sich aber, freundlich anzukündigen, dass man das »*mich* störende Verhalten« in Zukunft immer wieder aktiv stoppen wird. Dabei befällt uns Helfende oft ein eigenes Unwohlsein: Man hat, wenn man immer wieder auf das gleiche »störende Verhalten« hinweist, oft das Gefühl, selbst relativ unhöflich zu sein. Nicht selten entlastet diese Unhöflichkeit bzw. Direktheit aber das eigentliche Gespräch vom untergründigen Ärger und das autistische Gegenüber von dem Gefühl, weitgehend orientierungslos durch das Feld der zwischenmenschlichen Konversation zu taumeln.

Ein nicht seltenes Phänomen bei Erwachsenen mit ASS ist, dass sie im Rahmen von Kompensationsbemühungen den Gesprächspartner ununterbrochen anstarren. Selbst wenn man weiß, dass auch dies kein Zeichen von Unhöflichkeit, Distanzlosigkeit oder Dominanzstreben ist, sondern lediglich einen Versuch darstellt, sich »normal« zu verhalten, kann dies im Gespräch deutlich irritierend wirken. Auch hier kann der Hinweis helfen, dass es einen durcheinanderbringe, wenn man dauernd angestarrt wird. Hilfreich ist dann manchmal die »Drei-Sekunden-Regel«, die besagt, dass üblicher Augenkontakt zwischen ein und drei Sekunden andauert und dann für mehrere Sekunden unterbrochen wird.

Eine geläufige Schwierigkeit in der Kommunikation mit Erwachsenen aus dem Autismusspektrum ist das Gefühl, dass sich im Gespräch »nichts bewegt« und der Gesprächspartner sich langweilt. Insbesondere in der Anfangsphase des Beziehungsaufbaus können Fragen nach Spezialinteressen ein Gespräch »in Bewegung« versetzen: Immer wieder blühen Menschen mit ASS geradezu auf, wenn sie jemandem von demjenigen Thema erzählen können, das sie mehr als alles andere interessiert. Manchmal helfen auch strukturierende Maßnahmen, also das Erfragen von eigenen Zielen für die Gespräche oder für den jeweiligen Lebensabschnitt oder das Anbieten von möglichen Zielen. Ebenso ist es sinnvoll, gelegentlich zu erfragen, ob der Patient die Gespräche als hilfreich ansieht; auch diesbezüglich kann sich die »neurotypische Intuition« sehr täuschen. Das konkrete Erfragen dessen, *was genau* als hilfreich empfunden wird, kann zu sehr überraschenden Ergebnissen führen und sehr erhellend sein. Wichtig ist, nicht nur mit den eigenen Maßstäben zu beurteilen, wann ein Kontakt oder Gespräch sinnvoll ist, sondern sich auch diesbezüglich auf die Sichtweise des autistischen Gegenübers einzulassen.

In der Kommunikation ist es hilfreich, immer wieder nachzufragen und auch über die Kommunikation selbst zu sprechen, um bei »Störungen« zielgerichteter zu Klärungen zu kommen.

Umgang mit Aggression und selbstverletzendem Verhalten

Für Kinder mit ASS werden üblicherweise gehäuft auftretende Wutanfälle beschrieben, insbesondere wenn Abläufe nicht in gewohnter Weise stattfinden oder Dinge nicht wie vorgestellt oder geplant oder wenn sie gar gänzlich ungeplant eintreten. Bei Erwachsenen mit hochfunktionaler ASS sind klinisch relevante Aggressionen gegen andere Menschen und gegen Dinge kein sehr häufiges Phänomen, mit Sicherheit sind sie seltener anzutreffen als bei Erwachsenen mit ASS plus Intelligenzminderung. Ob selbstverletzendes Verhalten bei Erwachsenen mit ASS signifikant häufiger auftritt als bei einem vergleichbaren Normalkollektiv, ist wissenschaftlich umstritten, im klinischen Bereich ist das Phänomen allerdings gelegentlich relevant.

Das Spektrum selbstverletzenden Verhaltens bei ASS ist recht weit und reicht von normalitätsnahen Verhaltensweisen wie Fingernägelkauen oder Hautreiben über Ausreißen von Kopfhaaren, Aufkratzen von Körperhaarwurzeln und Handbeißen bis zum Schlagen des Kopfes gegen die Wand und Brennen der Haut. Die Funktion selbstverletzenden Verhaltens ist interindividuell unterschiedlicher und auch wissenschaftlich umstrittener als beispielsweise bei Borderline-Persönlichkeitsstörungen. Bei Letzteren dienen Selbstverletzungen meist der Spannungsregulation und werden sekundär als zwischenmenschliches Kommunikationsmittel eingesetzt. Auch können sie eine Art Suchtcharakter bekommen.

Bei Erwachsenen mit ASS können Selbstverletzungen durchaus auch die genannten Funktionen haben; darüber hinaus kommen aber noch weitere Aspekte infrage, was zur Folge hat, dass genauer exploriert werden muss, welche Funktionalität die Selbstverletzung in der jeweiligen Situation beim jeweiligen Individuum genau hat. Konkret kann es sich um sinnlose motorische Stereotypien, komplexmotorische Tics, Wut bei Veränderungen von Abläufen und bei unerwarteten Ereignissen, Reizüberflutungsfolgen, sensorische Unterstimulation oder auch um erlerntes dysfunktionales Verhalten handeln. Auch die bei Menschen mit ASS häufig veränderte Schmerzwahrnehmung kann bei der Entstehung selbstverletzenden Verhaltens eine Rolle spielen, zum Beispiel wenn Schmerzreize nicht primär als aversiv wahrgenommen werden. Der »Selbststimulationshypothese« zufolge bedarf jeder Mensch einer bestimmten Quantität an sensorischem Input; wenn diese – etwa aufgrund autismusbedingt veränderter Reizverarbeitung – nicht erreicht wird, kann die Selbstverletzung dazu beitragen, sich selbst besser wahrzunehmen bzw. zu spüren.

Daraus folgt, dass sich der konkrete Umgang mit aggressivem oder selbstverletzendem Verhalten natürlich vornehmlich danach richtet, welche Genese und Funktionalität man dem jeweiligen Verhalten zugrunde legt. Liegt beispielsweise eine Dauerüberforderung in dem Sinne vor, dass die Umwelt dem Betroffenen oder das Individuum sich selbst zu viel Veränderung, Reizflut, Flexibilität oder Entscheidungsdruck zumutet, kann dies zu selbstverletzendem Verhalten führen, was bei veränderten – also beruhigten – Umweltbedingungen spontan sistiert. Bei sensorischer Unterstimulation – die häufiger bei niedrigfunktionalen Menschen mit ASS anzutreffen ist – resultiert die Selbstverletzung eher aus dem Bedürfnis, sich selbst und die eigenen Grenzen besser wahrzunehmen.

KÖRPERKONTAKT Selbstredend hilft hier therapeutisch kein Beruhigen und In-Ruhe-Lassen, sondern vielmehr eine verstärkte, meist sensorische Stimulation mit zum Beispiel sehr eng anliegender Kleidung, schweren, sandgefüllten Decken oder die Verwendung sensorisch stimulierender Matratzen. Obwohl die »Festhaltetherapie« nicht zu Unrecht für die Mehrzahl autistischer Menschen in Misskredit geraten ist, empfinden manche – vor allem frühkindliche – Autisten das Festgehalten- oder Begrenztwerden von außen als angenehm und beruhigend. > Körperkontakt, Seiten 49, 89

Dieses Prinzip findet sich auch in der von der Autistin Temple Grandin entwickelten »Quetschmaschine«, die ein Gefühl körperlicher Enge erzeugt und ursprünglich für Rinder gedacht war, aber auch von ihr selbst als nützlich erlebt wurde. Bei selbstverletzenden motorischen Stereotypien kann im verhaltenstherapeutischen Setting versucht werden, diese umzulernen, wobei eher ein Ersetzen der motorischen Stereotypie durch eine andere – weniger schädliche – anzustreben ist als das vollkommene Ausbleiben motorischer Stereotypien. Falls es sich bei selbstverletzenden Handlungen um komplexmotorische Tics handelt, sollte auch eine verhaltenstherapeutische »Habit-Reversal«-Behandlung oder auch eine Medikation mit antidopaminergen Substanzen in Betracht gezogen werden. Wenn Selbstverletzungen zur Spannungsregulation eingesetzt werden, können Werkzeuge aus der Dialektisch-behavioralen Therapie wie »Skills« und »Notfallkoffer« zum Einsatz gebracht werden, die dem Betroffenen vor allem helfen, die auftretenden inneren Spannungen anders zu regulieren.

Bei plötzlich auftretendem agitiertem Verhalten mit (Auto-)Aggression, bei dem man die Hintergründe nicht kennt, ist vor allem auf eine ruhige, übersichtliche, möglichst reizarme Umgebung zu achten, mit eher wenigen Menschen, die nicht zu viel Kommunikation mit dem Betroffenen führen wollen. Ob Körperkontakt als hilfreich oder als aggressionsverstärkend erlebt wird, sollte – in einer ruhigen Situation – individuell mit dem Einzelnen geklärt werden; sofern dies nicht bekannt ist, sollte Körperkontakt eher vermieden werden.

Bei der Behandlung – nicht mit einem Tic assoziierten – (auto-) aggressiven Verhaltens sollten Psychopharmaka (etwa niedrig dosiertes Risperidon) aufgrund der häufigen Nebenwirkungen nur dann zum Einsatz kommen, wenn verstehende, umweltadaptierende und verhaltenstherapeutische Maßnahmen ausgereizt sind. Risperidon hat neben der Wirkung einer Anhebung der allgemeinen Reizschwelle auch eine spezifisch aggressionsmindernde Wirkung. Wichtig ist – wie beschrieben – eine sehr genaue individuelle Abwägung der Maßnahmen, da bei jedem Individuum in jeder Situation unterschiedliche Hilfen greifen können.

Umgang mit Overloads

Der Begriff »Overload« wird im Zusammenhang mit ASS häufig verwendet; er ist nicht operationalisiert und nicht scharf definiert, beschreibt aber ein in der Praxis häufiges Phänomen. Grob gesagt, ist damit die Überlastung des sensorisch-reizverarbeitenden Systems eines Menschen gemeint, die in reizüberflutenden Extremsituationen wahrscheinlich jeden treffen kann, bei Menschen aus dem Autismusspektrum aufgrund der Reizfilterstörung aber sehr viel häufiger auftritt als bei anderen.

Auslösereize für einen Overload können sensorischer Natur sein; insbesondere ungewohnte, unerwartete und komplexsensorische Reize können, wenn sie lang genug auf einen Menschen aus dem Autismusspektrum einwirken, dafür verantwortlich sein. Oft sind es auch Reize und Situationen, die Ambivalenzen beinhalten oder vom Betroffenen eine Entscheidung verlangen, die Probleme bereiten. Ebenfalls kann die Anforderung, dass gleichzeitig mehrere Aufgaben unterschiedlicher Art gelöst werden sollen (inklusive der dafür notwendigen Priorisierungsleistung), zu einem Overload führen. Meist ist weniger die Qualität als vielmehr die Quantität der Reize und die Dauer der Exposition dafür entscheidend, dass es zu einem Overload kommt.

Ebenso wie die Auslösereize können die Symptome eines Overloads interindividuell sehr unterschiedlich ausfallen. Diesbezüglich wird bei einigen Autoren von »Meltdown« und »Shutdown« gesprochen, wobei auch diese Begriffe nicht operationalisiert sind. Oft fällt ein Rückzug aus der Kommunikation auf, der nicht selten bis zum Mutismus führen kann, einhergehend mit einer Einengung sowohl des Bewusstseins als auch der Handlungsmöglichkeiten. Häufig treten zudem dissoziationsähnliche Zustände mit Derealisation und Selbstentfremdungserleben auf. Auf der Verhaltensebene kann es zu Rückzugsverhalten (von Ohrenzuhalten über Weglaufen bis hin zum Einnehmen der Embryonalhaltung), ungerichtet anmutenden Wutanfällen und Selbstverletzungen kommen. Während bei Kindern solche externalisierenden Verhaltensweisen häufiger sind, findet sich bei Erwachsenen eher ein stummer Rückzug mit »Weggetretensein« und Mutismus.

PROPHYLAXE In therapeutischer Hinsicht sollte bei häufig auftretenden Overloads zuerst einmal an der Prophylaxe gearbeitet werden. Wenn dabei unklar ist, welches die Auslösereize für Overloads sind, kann das Führen eines »Eventkalenders« dazu beitragen, die Auslösereize besser zu definieren und zu verstehen. Der nächste Schritt besteht oft in der probeweisen Vermeidung entsprechender Auslösesituationen. Hierfür ist die differenzialdiagnostische Abgrenzung von phobischen Verhaltensweisen, die natürlich auch bei Menschen aus dem Autismusspektrum auftreten können, besonders wichtig: Entsteht die Spannung aus einem Gefühl von Angst und entwickelt sich eine zunehmende »Angst vor der Angst«, dann ist die Vermeidung der Situation natürlich kontraindiziert. Baut sich die Spannung eher *in* der Situation aufgrund von Reizflut auf, kann die Vermeidung ähnlicher Situationen sinnvoll sein. Für die Unterscheidung ist es oft hilfreich, zu schauen, ob der Spannungszustand *vor* oder *während* einer Situation auftritt. Wichtig zu wissen ist, dass Overloads unter Expositionstherapie nicht habituieren, sondern eher eine Symptomverschlechterung zeigen.

Als nächster Schritt ist es für viele Patientinnen und Patienten sinnvoll, Entspannungstechniken oder Achtsamkeitsübungen zu erlernen, mithilfe derer sie in Situationen drohender Overloads das Stressniveau regulieren lernen können. Dabei muss klar sein, dass aufgrund der biologisch relativ unveränderlichen Reizfilterstörungen stressregulierende Therapien nur begrenzte Wirkung haben können. > Achtsamkeit, Seiten 66 f.

Eine oft unterschätzte Rolle spielt der mechanische Reizschutz durch Hörfilter, Noise-Cancelling-Kopfhörer, Sonnenbrillen und wenig hautirritierende Kleidung. In manchen Fällen von häufigen und sozial sehr behindernden Overloads kann eine bei Bedarf eingesetzte medikamentöse Prophylaxe erwogen werden. So kann durch Aripiprazol in niedriger Dosierung die allgemeine Reizschwelle angehoben oder durch Clonidin das allgemeine innere Stressniveau reduziert werden. > Psychoedukation, Seiten 129 f.

Ist im Rahmen des Overloads ein Meltdown oder Shutdown einmal eingetreten, sollte der Betroffene unverzüglich in eine ruhige, reizarme Umgebung gebracht werden. Zu vermeiden sind Körperkontakt, forcierte Versuche, ein Gespräch aufzunehmen, und psychiatrische Fixierungsmaßnahmen. Eine beruhigende Wirkung hat oft das Ausführen motorischer Stereotypien wie »Schaukeln«, Im-Kreis-Laufen oder das Produzieren bestimmter Laute. Der Bezugsperson oder dem Behandlungsteam und dem Patienten muss klar sein, dass diese – sozial unerwünschten, im Alltag oft bewusst unterdrückten – Stereotypien hier ihren sinnvollen Platz haben und nicht verurteilt oder vermieden werden sollten.

Bei Reizüberflutung mit »Overload« sollten unmittelbar eine ruhige, reizarme Umgebung aufgesucht sowie Körperkontakt und Gespräche vermieden werden.

Umgang mit Suizidalität

Der Umgang mit Suizidalität ist bei Erwachsenen mit ASS nicht einfach. Da auch Menschen mit ASS häufig nicht von selbst über Themen wie Suizidgedanken, Suizidfantasien und Suizidpläne sprechen, ist es wichtig, diese Themen im therapeutischen Kontext aktiv anzusprechen und es nicht aufgrund der häufigen Schambesetztheit zu umgehen. Nach unseren Erfahrungen ist die neurotypische Intuition der Helfer dafür, wie ernst akute Suizidalität zu nehmen ist, bei Menschen mit ASS deutlich weniger aussagekräftig als bei der Untersuchung anderer Personen: Der »Ernst der Lage« vermittelt sich dem »Gefühl« des Untersuchers unter Umständen nicht oder zu wenig deutlich, sodass es notwendig ist, expliziter und ausführlicher nach Suizidalität zu fragen.

Dabei gilt es, konkret nachzufragen, ob eher passive Todeswünsche vorliegen oder der Wunsch formulierbar ist, aktiv aus dem Leben scheiden zu wollen. Auch gilt es zu klären, ob es Fantasien dazu gibt, wie ein Suizid vollzogen werden könnte, und ob diese Fantasien eher zur intrapsychischen Entlastung dienen oder ich-dyston einschießenden Charakter haben (also nicht als zum eigenen Wollen gehörig empfunden werden). Weiterhin sollte nach konkreten Plänen für einen Suizid gefragt werden und ob bereits Vorbereitungen getroffen wurden, um ggf. einen Suizid zu vollziehen. In Anbetracht der bei Erwachsenen mit ASS gehäuft auftretenden psychotischen Symptome in Krisensituationen sollten auch Halluzinationen (etwa in Form von imperativen Stimmen) erfragt werden.

Bei suizidalen Menschen mit ASS findet sich nicht selten eine autistische Form von »Bilanzierung«, in der versucht wird, den Sinn des eigenen Lebens zu quantifizieren, beispielsweise in der Form: Inwieweit kann ich meiner Familie, der Gesellschaft, der Welt noch nützlich sein? Im Gegensatz zu psychotischen Patienten kann es hier aus therapeutischer Perspektive durchaus einmal sinnvoll sein, in die Argumentation einzusteigen und »Überzeugungsarbeit« für den Sinn des individuellen Lebens zu leisten.

Besondere Vorsicht ist natürlich bei konkreten Vorbereitungshandlungen geboten, bei der Kombination von einschießenden Suizidimpulsen plus der Neigung zu unkontrolliertem Handeln sowie bei psychotischen Symptomen, insbesondere bei zum Suizid auffordernden imperativen Stimmen.

ANTI-SUIZID-VERSPRECHEN Eine besondere Spezifität im Umgang mit suizidalen Erwachsenen mit ASS betrifft die Formulierung des Anti-Suizid-Versprechens; hier kann es zu folgenschweren Missverständnissen kommen: Fragt ein Therapeut, wie es üblich ist: »Können Sie mir versprechen, sich bis morgen Mittag, wenn wir uns wiedersprechen, nichts anzutun?«, dann lautet die Antwort des Autisten nicht selten: »Nein, ich weiß doch nicht, was morgen ist.« Der Therapeut hält den Patienten dann mitunter für unkooperativ, nicht absprachefähig oder »suizidal agierend«. Hier folgen fast automatisch Verstrickungen und eine geschlossene Unterbringung des Betroffenen.

Hierbei handelt es sich um folgendes Missverständnis: Menschen mit ASS fühlen sich meist in stärkerer Weise an Versprechen gebunden als andere Menschen und wollen nichts versprechen, was sie nicht *absolut sicher* auch halten können. Und tatsächlich weiß ja keiner, was morgen ist: Es könnte mir ja prinzipiell so schlecht gehen, dass ich mich sofort umbringen muss. Insofern ist die Aussage des autistischen Patienten richtig. Der für neurotypische Menschen intuitiv verstehbare Sprechakt hinter der Frage des Untersuchers möchte aber – und das ist natürlich auch dem Untersucher nicht immer bewusst – nicht die absolute Gewissheit über den morgigen Tag, sondern eine Auskunft über den guten Willen des Patienten und seine Bereitschaft, seinen Willen für das Weiterleben auch wirklich anzustrengen.

Somit muss die Frage des Anti-Suizid-Versprechens – damit der Sprechakt auch von Menschen mit ASS verstehbar ist – umformuliert werden. Sie kann so lauten: »Sind Sie bereit, alles in Ihren Möglichkeiten Stehende zu tun, um sich die nächsten 24 Stunden nicht umzubringen?« Damit dürfte das Risiko, in die »Missverständnisfalle« zu laufen, deutlich geringer sein als mit der üblichen Formulierung.

Bei Suizidverträgen mit Menschen mit ASS lauert eine Missverständnisfalle, die schnell zu einer therapeutischen Überreaktion führen kann: Aussagen über die Zukunft erscheinen autistischen Menschen generell extrem »unrealistisch«.

Häufige Fehlerquellen im Umgang mit Erwachsenen aus dem Autismusspektrum

Im Folgenden sollen einige typische »Fallstricke« dargestellt werden, aus denen heraus sich (oft vermeidbare) schwierige Therapie- und Gesprächssituationen entwickeln können.

OFFENE FRAGEN In den Berufsausbildungen wird psychiatrisch Tätigen beigebracht, Patienten zuerst einmal mit offenen und eher unkonkreten Fragen zu begegnen, also »Raum« zu geben für das Anliegen des Patienten. Dies ist für die Mehrzahl der Patientengruppen sinnvoll, aber im Umgang mit Menschen aus dem Autismusspektrum wenig hilfreich. Diese sind durch offene Fragen verunsicherbar, verstehen nicht, worauf der Helfer hinauswill, fühlen sich unter Druck gesetzt und reagieren womöglich verärgert. Fragen wie »Wie geht es Ihnen?« werden mitunter für neurotypischen Small Talk gehalten, Fragen nach der »Stimmung« nicht verstanden, da oft kein sinnvolles Konzept von »Stimmung« zur Verfügung steht, und eine Frage wie »Was hat Sie zu mir geführt?« kann auch völlig ernsthaft mit »Mein Fußgängernavigationsgerät« beantwortet werden.

Um eine vertrauenswürdige Situation zu schaffen, ist es deshalb oft hilfreich, zuerst eher geschlossene, sehr konkrete Fragen zu stellen, bei deren Beantwortung sich der Patient sicher fühlt, und erst später offene, raumgebende Fragen ins Spiel zu bringen.

SENSORIK In manchen Fällen ist schon das äußere zwischenmenschliche Setting für Menschen mit ASS schwer zu verkraften. Zu vermeiden sind deshalb sensorische Überlastungen wie unerwartete Berührungen, zu intensive Parfums oder Aftershaves, abrupte laute

Geräusche, flackernde Lichtquellen (manche Neonröhren), häufiges Umstellen der Möbel und eine unklare Zeitplanung.

EXPOSITIONSTHERAPIE Aus der Therapie von Angst- und Zwangserkrankungen ist bekannt, dass es sich lohnt, Patienten im therapeutischen Setting unangenehme, angstbesetzte Situationen zuzumuten und ihnen beizubringen, ihre Angst auszuhalten, damit sie langfristig ihren Bewegungsspielraum erweitern können. Personen mit sozialen Phobien üben soziale Situationen durch wiederholte Exposition, zum Beispiel durch Aufenthalt in belebten Cafés oder durch Ansprechen von Fremden. Auch in der Behandlung von Depressionen werden Patientinnen und Patienten dazu angehalten, gegen einen inneren Widerstand in Kontakt mit anderen Menschen zu gehen, sich Gesellschaft zu suchen und weniger allein zu sein.

Dieses – in den meisten Fällen auch völlig angemessene – Vorgehen ist dem psychiatrisch-psychotherapeutischen System so »eingewachsen«, dass es schnell einmal auf alle Patienten ausgedehnt wird. Bei Menschen aus dem Autismusspektrum stößt die beschriebene Vorgehensweise allerdings massiv an Grenzen: Der Grund, warum Menschen mit ASS Marktplätze (Agoren) als unangenehm erleben und meiden, ist in den meisten Fällen Reizüberflutung. Viele Betroffene können diese aber nicht benennen und übernehmen die Zuschreibung der Außenwelt, dass sie wohl »Furcht« (Phobia) haben müssten; damit ist die Diagnose der Agoraphobie schnell gestellt.

Die bei Agoraphobie verwendete Expositionstherapie führt allerdings, wenn dem Vermeidungsverhalten nicht Furcht, sondern Reizüberflutung zugrunde liegt, nicht zum erwünschten Nachlassen des unangenehmen Gefühls, sondern sogar zu einer Zunahme, da die Reizüberflutung ja sogar noch verstärkt wird. Dabei kann sogar eine sekundäre Angst entstehen, und zwar die eben ganz realistische Angst vor Reizüberflutung. Wichtig zu verstehen ist hier, dass Reizüberflutung bei Menschen mit ASS nicht habituiert: Es findet also durch wiederholtes Aufsuchen von Marktplätzen kein Gewöhnungseffekt an die Reizflut etwa großer Plätze statt. Das Gleiche gilt für soziale Situationen: Durch häufiges »Unter-Menschen-Gehen«, zu welchem vielen psychiatrisch-psychotherapeutischen Patienten diagnoseunabhängig geraten wird, verbessert sich das Unwohlsein in sozialen Situationen, was viele Menschen mit ASS aufweisen, keineswegs; sie kommen nur zusätzlich unter Stress. Menschen mit ASS lernen, wenn man sie ins »kalte Wasser« der komplexen sozialen Situationen wirft, gerade nicht darin zu schwimmen, sondern sie erleben häufig nur ein erneutes Nichtverstehen und Nicht-verstanden-Werden.

»ABWEHR« Viele Erwachsene mit ASS, die Erfahrung mit tiefenpsychologischen Behandlungen gemacht haben, berichten, dass ihre Art, zu denken, zu sprechen und mit Gefühlen umzugehen, im Rahmen dieser Behandlung einer deutlich negativen Bewertung ausgesetzt war. Ihnen wird – mehr oder weniger explizit – unterstellt, dass sie ihre Gefühle dadurch »abwehren«, dass sie sich der Welt, dem Zwischenmenschlichen und dem Emotionalen auf sehr rationale und analytische Weise nähern. Ihre natürliche Art, zu sein und zu denken, wird so mit dem Label des Minderwertigen und Pathologischen versehen. Meist wird dies davon begleitet, dass der Therapeut *seinen eigenen* Wunsch, dass dies geändert werden solle, auf den Patienten projiziert. Und wenn der Patient dann diesen Wunsch (nach unmittelbarerem Zugang zu Gefühlen und Gefühlsausdruck) gar nicht teilt, wird auch dies pathologisiert.

Hier gibt es für die Beziehung zwischen Therapeut und Patient nur noch die Auswege, dass der Patient sich unterordnet und das ihm übergestülpte Wertesystem akzeptiert oder dass er den offenen Konflikt sucht und damit die therapeutische Beziehung gefährdet. Es sei eindringlich dafür geworben, die beschriebenen Deutungen zu unterlassen und den kognitiven Verarbeitungsstil von vielen Menschen mit ASS wertfrei als menschliche Variante zu akzeptieren.

METAPHORIK Viele zwischenmenschliche und viele innerseelische Vorgänge lassen sich gut mit Metaphern beschreiben. Im Umgang unter neurotypischen Menschen gelingt es meist, in Gesprächen über zwischenmenschliche und innerseelische Vorgänge eine gemeinsame Welt von Metaphern zu finden, die den Gesprächspartnern gleichermaßen zugänglich ist. Zumindest entsteht meist das Gefühl, dass man etwa über das gleiche gemeinsame Thema spricht. Viele Menschen mit ASS erleben Metaphern aber als semantisch unscharfen Sprachgebrauch und »stolpern« darüber. Im ungünstigen Fall hat sich der Betroffene angewöhnt, beharrlich zu schweigen oder indifferent zu nicken, wenn er die Bedeutungen von blumig Ausgedrücktem nicht erfasst, wodurch auch der Gesprächspartner gar nicht erst bemerkt, wenn er nicht verstanden wird.

Es empfiehlt sich sehr, mit dem jeweiligen autistischen Gesprächspartner zu klären, inwieweit er konventionalisierte oder auch neue Metaphern versteht. Weiterhin sollte er aufgefordert werden, bei Nichtverstehen sofort nachzufragen. In der Anfangsphase der Beziehung empfiehlt sich in einigen Fällen sogar ein weitgehender Verzicht auf metaphorisches oder bildhaftes Sprechen (was natürlich nie vollständig möglich ist). Zum Teil hilft es auch, Metaphern als solche zu benennen, sodass ein bewusstes »Übersetzen« stattfinden kann. Auch Witze oder freundliche Ironie sollten als solche gekennzeichnet werden.

ABSTINENZ DES THERAPEUTEN Bei der Therapie von Erwachsenen mit ASS ist es immer wieder notwendig, sich bewusst zu machen, dass diese (etwa im Gegensatz zu Menschen mit Persönlichkeitsstörungen) oft einen echten Mangel an »sozialem Handwerkszeug« und am nötigen »unbewussten Wissen« haben, um im zwischenmenschlichen Alltag zu bestehen. Es gilt also – zuerst einmal – nicht, innere Fehlhaltungen oder dysfunktionale Kognitionen zu korrigieren, sondern konkrete und detaillierte Hilfestellungen zur Bewältigung des Alltags anzubieten. Dabei sind auch persönliche (Lebens-)Erfahrungen des Therapeuten als modellhafte Wahrnehmungs- und Verhaltensmöglichkeiten durchaus von Nutzen. Der Therapeut sollte also auf keinen Fall in dem Sinne abstinent sein, dass er sein Weltwissen, seine Erfahrung und seine Kenntnis sozialer Zusammenhänge aus der Therapie herauszuhalten versucht. Vielmehr ist es unter anderem seine Aufgabe, dem Patienten das Leben und dabei insbesondere die soziale Kommunikation und deren Fallstricke zu erklären.

Hier empfiehlt es sich, sich als Therapeut Zusammenhänge der sozialen und emotionalen Kommunikation, die sonst eher intuitiv und unbewusst ablaufen, bewusster zu machen und sie in möglichst klare und konkrete Worte zu fassen: So wird von Menschen mit ASS gelegentlich mokiert, dass »neurotypische« Menschen »unlogische« Aussagen zuerst bejahten, um dann das Gegenteil zu behaupten. Bei genauerer Betrachtung stimmt das tatsächlich, bleibt aber meist unbewusst; man antwortet dem zweijährigen Kind, das sagt: »Da Kuh«, mit: »Ja, da steht ein Pferd«. Auch im Umgang beispielsweise mit Vorgesetzten gibt es derartige Phänomene, die nach aller Wahrscheinlichkeit der sozialen Kohäsion und der Ausbalancierung von Inhalts- und Beziehungsebene im sozialen Kontakt dienen. Und genau das sollte der Therapeut dem Patienten dann erklären können.

Häufige Themen im therapeutischen Umgang

Psychoedukation

Die Psychoedukation spielt – insbesondere wenn die Erstdiagnostizierung erst im Erwachsenenalter erfolgte – zumindest in der ersten Phase fast jeder Behandlung eine zentrale Rolle. In vielen Fällen muss in aller Ausführlichkeit erklärt werden, was Autismus eigentlich ist.

Den Patientinnen und Patienten sollten dabei immer auch Empfehlungen zur Eigenlektüre gegeben werden; viele der im Anhang dieses Buches genannten Werke sind dafür gut geeignet. Auch Autobiografien von Erwachsenen mit ASS können empfohlen werden: Daniel Tammets *Elf ist freundlich und Fünf ist laut* (Fokus auf Savantfähigkeiten, also Sonderbegabungen), Donna Williams' *Ich könnte verschwinden, wenn du mich berührst* (nicht leicht verdaulich), Temple Grandins *Ich sehe die Welt wie ein frohes Tier* (Fokus auf Bewältigung), Susanne Schäfers *Sterne, Äpfel und rundes Glas* (detailliert und gut lesbar), Axel Brauns' *Buntschatten und Fledermäuse* (sprachlich sehr »besonders« und unterhaltsam), Dawn Prince-Hughes' *Heute singe ich mein Leben* (Verhältnis zu Tieren) oder fiktionale Bücher mit autistischen Protagonisten (Mark Haddons *Supergute Tage*; Graeme Simsions *Das Rosie-Projekt*). In der Zwischenzeit gibt es auch Comics zum Thema (etwa Daniela Schreiters *Schattenspringer*), länger schon die poetischen Texte von Birger Sellin.

Auch viele Filme mit autistischen Protagonisten sind sehenswert. Beispielhaft seien hier *Mozart und der Wal*, *My name is Khan*, *SnowCake*, *Adam*, *Mary & Max*, *Im Weltraum gibt es keine Gefühle*,

Birnenkuchen mit Lavendel und *Ben X* genannt. Neben dem reinen Lerneffekt können die Bücher und Filme über Autismus auch stark zur Identitätsbildung und zu einem positiven Selbstbild beitragen.

Während Informationen über Autismus durch geeignete Lektüre oft noch recht gut zu bekommen sind, ist es sehr viel mühsamer, geeignete Erklärungen und Anleitungen für Neurotypie zu finden, die von Menschen mit ASS gelesen werden können. In diese Richtung zielend, aber unter Betroffenen umstritten sind die Werke von Maxine Aston (*What men with Asperger's syndrome want to know about women, dating and relationships*; bislang nicht auf Deutsch erschienen). Da es hierzu wenig Literatur gibt, ist es häufig nötig und sinnvoll, in die Psychoedukation von Erwachsenen mit Autismus das Element »Erklären der neurotypischen Welt« einzubauen. Wenn einmal verstanden ist, dass man selbst in wesentlichen Belangen anders »funktioniert« als die anderen, stellt sich über kurz oder lang nicht nur die Frage, wie man selbst denkt, fühlt, handelt und motiviert ist, sondern auch, wie eigentlich die anderen »ticken«.

Erwachsene aus dem Autismusspektrum fragen dann ihre neurotypischen Bezugspersonen und Ansprechpartner, was bei diesen eigentlich innerlich vorgeht und was ihre oft befremdlich anmutenden Handlungen bedeuten. Da es auch für den Neurotypiker gar nicht so leicht ist, die selbstverständlichsten Dinge – wie »Flirten«, »Ironie« oder »Stimmung« – in Worte zu fassen und ihre Funktionsweise und ihren Sinn zu erklären, muss er unter Umständen erst einmal in sich gehen, sich selbst und andere Menschen beobachten oder sogar nachlesen, wie das, was er intuitiv und automatisch kann, eigentlich funktioniert.

SMALL TALK Im Rahmen stationärer Behandlungen ist oft die Erklärungskunst des ganzen Behandlungsteams gefragt. So kann es darum gehen, das neurotypische Phänomen »Small Talk«, das Menschen mit ASS oft ein ganz besonderes Rätsel ist, unter die Lupe zu nehmen.

Dabei ist wahrscheinlich keinem Menschen dauernd bewusst, was er eigentlich tut, wenn er Small Talk betreibt. Insofern muss man sich für die Psychoedukation von Menschen mit ASS zuerst einmal selbst darüber klar werden, weswegen man »so etwas« tut. Oft gilt es, eingangs zuzugeben, dass der von Autisten häufig vorgetragene »Vorwurf«, dass der Informationsgehalt bei Gesprächen über das Wetter oder über Urlaubsplanungen semantisch nahe Null liegt, tatsächlich zutrifft: Wir sagen im Small Talk nicht viel mehr als unser Gegenüber sowieso schon weiß oder reden über Dinge, die ihn inhaltlich nicht so sehr interessieren. Kurz gesagt: Das Gespräch dient stärker der Beziehungspflege denn der Information. > Psychoedukation, Seiten 120 f.

An diesem Punkt sollte entsprechend erklärt werden, dass der neurotypische Mensch immer gerne wissen will, wie gerade das soziale Klima an seinem Arbeitsplatz oder in seiner Nachbarschaft ist. Dies erfährt er (der Autist hört und staunt) durch ein Gespräch über das Wetter. Die Signale dazu – auch das muss erklärt werden – sind nonverbal und werden meistens nicht bewusst verarbeitet; sie sind sogar ziemlich schwer objektivierbar. Nichtsdestotrotz gibt es sie: Man erfährt im Small Talk der Kaffeepausen, ob mit den Kollegen und ihren Angehörigen alles so weit in Ordnung ist, ob sie einen noch so halbwegs leiden können, ob es Intrigen gibt oder Reibereien, was die Hierarchien so machen und ob man etwas Wichtiges verpasst hat.

Die Frage, über welche Signaltransduktionswege dies genau gehe, wird von Menschen aus dem Autismusspektrum gerne gestellt. Sie ist – das muss man zugeben – ebenfalls schwer zu beantworten. Daraus, dass die genauen Signalübertragungswege nicht objektiviert werden können, darf aber nicht die falsche Folgerung gezogen werden, dass es diese Art der nonverbalen Kommunikation nicht gibt. Es gibt sie, und das sollten Menschen mit ASS auch dann wissen, wenn sie nur zum geringsten Teil an diesem »Spiel« teilhaben können.

Auch die Funktionen der Fragen »Wie geht's?« oder, bei Jüngeren, »Was geht?« und anderen Floskeln sollten zumindest in Ansätzen erklärt werden können: Hierbei handelt es sich nämlich in manchen Situationen um echtes Interesse am Befinden des Gegenübers, in anderen Situationen um einen Sprechakt, der nicht detailliertes Interesse am aktuellen Befinden bekundet, sondern eher ausdrückt: »Ich habe dich wahrgenommen, ich habe Respekt, wir kennen uns« oder so ähnlich. Da es nicht leicht ist, die beiden Situationstypen auseinanderzuhalten, sind Menschen mit ASS im zweiten Fall oft gekränkt oder verärgert, wenn ihre ausführliche Antwort auf die Frage nicht vollständig angehört wird. Hier sollte erklärt werden können, dass es sich vonseiten des neurotypischen Gesprächspartners nicht um Desinteresse oder mangelnden Respekt handelt, sondern um eine Frage, die anders als wörtlich gemeint ist.

NONVERBALES Ein wichtiges Thema im Rahmen der Psychoedukation unter der Rubrik »Wie funktioniert das neurotypische Sozialleben« ist auch der Bereich »Nonverbale, insbesondere mimische Kommunikation«. Viele Erwachsene mit ASS verstehen mimische Äußerungen nur, wenn sie sehr ausgeprägt und einem leicht objektivierbaren Phänomen zuzuordnen sind, beispielsweise »Tränen heißen Traurigkeit«, »Zähnezeigen heißt Freude« und »laute Stimme plus verzerrtes Gesicht heißt Wut«. Diskretere mimische Äußerungen werden eher nicht wahrgenommen oder nicht verstanden. So wird nicht wahrgenommen, ob das Gegenüber Interesse oder Langeweile zeigt, ob es etwas gereizt auf das Gesagte reagiert oder ob es unter Zeitdruck steht.

Obwohl es durchaus sinnvoll sein kann, verschiedene mimische, gestische und körpersprachliche Ausdrücke in ihren Ausformungen und Bedeutungen durchzugehen und zu erklären, sollte es aus unserer Sicht nicht das primäre Ziel der Psychoedukation sein, dass der Erwachsene mit ASS die feinen Signale der zwischenmenschlichen

Kommunikation vollständig zu erfassen lernt: Ein Nachlernen des *intuitiven* Erfassens gelingt nach unserer Erfahrung meist nicht, und ein *kognitives* Erfassen komplexer nonverbaler Ausdrücke erfordert höchste Konzentration (die dann vom Inhalt eines Gesprächs zu sehr ablenkt) und ist oft zu langsam, um in »natürlichen« Situationen wirklich hilfreich zu sein. Dieses Ziel ist also unrealistisch und bringt den Erwachsenen mit ASS außerdem unter den Druck, etwas leisten zu müssen, was er bestenfalls unter Aufbietung höchster Anstrengung und dennoch nur kurzzeitig kann.

Das primäre Ziel der Psychoedukation besteht vielmehr darin, dass dem Betroffenen klar wird, wo er der sozialen Interaktion manchmal nicht zu folgen vermag und wo er folglich damit rechnen muss, dass Missverständnisse auftreten können. Erst nachrangig geht es darum, auf kognitivem Wege nonverbale Kommunikation analysieren zu lernen.

Hilfreich ist oft die Arbeit mit dem »Vier-Ohren-Modell« (Schulz von Thun 1981). Dieses geht davon aus, dass jede kommunikative Äußerung nach vier Seiten hin interpretiert werden kann, und zwar vom Sender der Äußerung genauso wie vom Empfänger. Auf der *Sachseite* informiert der Sprechende über einen Sachinhalt, das heißt über Daten und Fakten. Dies muss Erwachsenen mit ASS nicht erklärt werden. Die Seiten der *Selbstoffenbarung* und der *Beziehungsaussage* hingegen sind den meisten Menschen aus dem Autismusspektrum zuerst einmal unklar: Beide Aspekte umfassen das, was der Sprecher durch das Senden der Botschaft von sich selbst zu erkennen gibt und wie der Sender meint, zum Empfänger zu stehen und was er von ihm hält. Die vierte Seite ist die *Appellseite*. Diese umschreibt das, was der Sender beim Empfänger erreichen möchte. Solange der Appell semantisch klar codiert ist (»Bitte tritt auf die Bremse«), ist sie Menschen mit ASS meist gut zugänglich; ist sie verklausuliert oder nur der Situation zu entnehmen (»Da vorne kommt eine Kurve«), ist sie nur sehr schwer zu dechiffrieren. Neuere Kommunikationsmodelle haben darauf hingewiesen, dass in der Kommunikation auch Erwartungen und Erwartungserwartungen eine Rolle spielen. Daraus wird deutlich, dass die oben beschriebenen Probleme der Theory of Mind zu einer Verstärkung der Schwierigkeiten bei der Erfassung von Aussagen führen dürften. Eine genauere »Anleitung« zur Arbeit mit dem Vier-Ohren-Modell für Erwachsene mit ASS findet sich im Manual zur »FASTER«-Gruppentherapie (Ebert u. a. 2013).

»STÖRUNGEN« Auch in der Kommunikation unter neurotypischen Menschen gilt, dass die vier Seiten der *gesendeten* Nachricht oftmals nicht den vier Seiten entsprechen, wie sie vom Empfänger *interpretiert* werden. Deshalb machen die vier Seiten einer Nachricht zwischenmenschliche Kontakte tendenziell anfällig für Störungen. Neurotypische Menschen haben aber ein deutlich größeres Inventar an Möglichkeiten, solche Störungen zu klären, die Kommunikation zu glätten und Klippen zu umschiffen. Das intuitive Wissen darum, dass es neben der Sachebene auch andere Kommunikationsebenen gibt, steht neurotypischen Menschen – auch wenn sie sich dessen nicht immer bewusst sind – durchweg zur Verfügung, und es existiert ein Handwerkszeug dafür, auf allen Ebenen Botschaften zu senden und zu empfangen. Menschen mit ASS fehlen diese Intuition und dieses Handwerkszeug zumindest teilweise, sodass eine kognitive Aufklärung darüber, dass (nicht nur) die anderen neben der Sachebene auf drei weiteren Ebenen kommunizieren, umso wichtiger ist.

Nicht wenige Erwachsene mit ASS sind schon sehr erstaunt über die Information, dass zwischenmenschliche Kommunikation *nicht nur auf die Sachebene* beschränkt ist. In manchen Fällen werten Betroffene auch die Kommunikation jenseits der Logik- und Sachebene als »irrational, unscharf und unnötig« ab und versuchen, dem die eigene, rein sachorientierte Kommunikation als die bessere Art der Verständigung entgegenzustellen. Die hieraus manchmal folgende Diskussion, welche Kommunikationsweise die sinnvollere oder moralisch höherstehende sei, ist meistens unproduktiv.

Weitere Psychoedukationsthemen aus der Rubrik »Wie funktioniert das neurotypische Sozialleben?« könnten die folgenden sein:

- Flirten: Wie geht das und wozu dient es?
- Die Organisation des Sprecherwechsels: Wann darf ich unterbrechen, wann darf ich nicht schweigen, wann muss ich nicken oder »Mhm« sagen und warum?
- Einfügen in Hierarchien: Welche expliziten und welche impliziten Hierarchien gibt es?Warum ist es manchmal sinnvoll, sich in Hierarchien einzufügen, und wie geht das?
- Ironie und indirekte Andeutungen: Wozu sind sie gut, wie versteht man sie und wie wendet man sie an? Unterschiede zwischen Ironie und (Not-)Lüge.
- Das falsche Lächeln: Sinn und Funktion.

Neben dem Erklären der neurotypischen Welt und Kommunikation sind im Rahmen der Psychoedukation sehr häufig auch ganz praktische Hinweise für den Umgang mit autistischen Reizfilterstörungen nötig: So sollten Patienten, die unter einer stark störenden Lärmempfindlichkeit leiden, über Möglichkeiten informiert werden, wie sie ihren Gehörsinn schützen können, zum Beispiel mit Hörfiltern für Orchestermusiker, die gezielt bestimmte Frequenzbänder herausfiltern können, oder Noise-Cancelling-Kopfhörern, die aktiv Nebengeräusche unterdrücken. Bei schlafbezogenen Störungen der Oberflächensensorik und Propriozeption (nächtliche Schmerzen, Krämpfe oder Bewegungsunruhe) können mikrostimulierende Matratzen oder schwerere (etwa sandgefüllte) Decken empfohlen werden, die zu einem veränderten Körpergefühl führen. Bei starker Lichtempfindlichkeit kann zum Experimentieren mit verschieden getönten Sonnenbrillen ermutigt werden. Manche Menschen mit ASS profitieren auch tagsüber von aufblasbaren »Squeeze«-Westen, die unter anderem die Selbstwahrnehmung situativ verbessern können.

Hilfe bei Organisation und Strukturierung

Keinesfalls sollte die Behandlung von Erwachsenen mit ASS unter dem Motto erfolgen, dass Helferinnen und Helfer nur eine Art »Begleitung« in dem Sinne darstellen, dass die Betroffenen all ihre Probleme eigentlich selbst meistern könnten, sofern nur ihre »neurotischen Verhaftungen« aufgelöst würden. Nein, so ist es nicht. Auch Erwachsene mit ASS haben deutliche Aspekte einer »Behinderung«, es fehlt ihnen also für bestimmte Belange nicht der gute Wille, ihr Werkzeug einzusetzen, sondern es fehlt ihnen das Werkzeug selbst.

Nicht alle Erwachsene mit ASS, aber relativ viele haben – neben den schon beschriebenen Defiziten im Bereich der sozialen Kommunikation – ausgeprägte Schwierigkeiten im Bereich von Selbstorganisation, Planung und Priorisierung. Während manche Menschen aus dem Autismusspektrum sehr gut organisiert sind, finden sich auch viele, die nicht in der Lage sind, sich die klaren äußeren Strukturen, nach denen sie meist ein starkes Bedürfnis haben, selbst zu schaffen. Zu keinem anderen Zeitpunkt im Leben zeigt sich dies so deutlich wie am Übergang von der Schule zu einem Studium: Plötzlich fällt die strukturierende Wirkung der Schule und des Elternhauses weg. Stundenpläne, Lernpläne und Studienziele müssen individuell zusammengestellt und auch das Gleichgewicht zwischen Lernen und Erholungszeit muss eigenständig ausbalanciert werden. Ebenso stellt für viele der Übergang vom Studium zum Beruf eine hohe Hürde da, was sich auch an der statistisch aufzeigbaren Diskrepanz von guten Bildungsabschlüssen und niedrigen Beschäftigungsraten bei Erwachsenen mit hochfunktionalem Autismus zeigt. Dies könnte daran liegen, dass sich im Berufsleben Phänomene wie Einzelgängertum, mangelnde Teamfähigkeit und ungewöhnliches Sozialverhalten deutlich negativer auf den Erfolg auswirken als in Schule und Studium. Und die Anforderungen an exekutive Fähigkeiten wie Selbstorganisation und Priorisierung von Aufgaben steigen meist noch einmal deutlich. > Berufliche Teilhabe, Seiten 70 ff.

Gerade in diesen Lebensphasen, aber auch zu anderen Zeitpunkten benötigen Erwachsene mit ASS Anleitung, wie mit den sozialen Anforderungen umgegangen werden kann, sowie oft sehr praktische und konkrete Hilfen, um ihr Leben und ihren Alltag zu planen und zu strukturieren. Hierbei kann es sich durchaus um die akribische Erstellung von Tages- und Wochenplänen handeln, in denen regelmäßig zu erledigende Aufgaben einer genauen Uhrzeit zugewiesen werden: von beruflichen Angelegenheiten bis zum Zähneputzen, Ausführen des Hundes, Staubsaugen, Einkaufen, Yoga, Tagebuchschreiben und Gespräche mit dem Ehepartner. Sollte das Durstgefühl nicht bewusst wahrgenommen werden, kann auch eine scheinbare Banalität wie »Trinken« in den Wochenplan aufgenommen werden. Auch müssen Patienten nicht selten in der Priorisierung unmittelbar anstehender Aufgaben unterstützt werden, da sie sonst im Rahmen von Multitasking konfus werden. Wichtig zu wissen ist, dass diese im neurotypischen Alltag automatisiert ablaufenden Ordnungsprozesse keineswegs so banal sind, wie sie zuerst einmal scheinen, und auch für intelligente und gebildete Menschen mit ASS zu kaum noch zu bewältigenden Herausforderungen werden können.

Viele junge Erwachsene mit ASS brauchen insbesondere an den Übergängen zwischen Lebensphasen klare Hilfen bei der Strukturierung anstehender Aufgaben und Herausforderungen.

Alltagsthemen im helfenden Kontakt

Menschen mit ASS brauchen nicht selten in einer oder mehreren Lebensphasen Unterstützung zur Bewältigung ihrer Lebenslagen in Bezug auf Arbeit, Wohnen und Freizeit sowie natürlich in Bezug auf Beziehungen, Freundschaften und Sexualität. Dabei geht es oft um ganz praktische Beratung und Hilfestellungen, was keinesfalls als zu banal abgetan werden darf. Bezüglich der Alltagsbegleitung ist der Hinweis nötig, dass die meisten Menschen mit ASS nur *ein* Thema auf einmal angehen können: Solange also eine intensive Beschäftigung mit dem Thema »Beruf« stattfindet, muss das Thema »Liebesbeziehung« häufig warten, bis sich im Beruflichen genug Routinen herausgebildet haben, um sich einem neuen Thema wirklich zuwenden zu können.

Wichtig ist, dass Helfer nicht die eigenen Bedürfnisse nach Sinnerfüllung bei der Arbeit und der Freizeitgestaltung, nach Zugehörigkeit, Freundschaft, Liebe und Sexualität unbesehen auf den Patienten projizieren, sondern genau prüfen, welche Bedürfnisse der autistische Gesprächspartner tatsächlich hat. Aus der nicht seltenen Schwierigkeit heraus, eigene innere Präferenzen differenziert wahrzunehmen und Ziele zu definieren, neigen manche Menschen aus dem Autismusspektrum dazu, von außen zugeschriebene Ziele und Präferenzen zu übernehmen und sich dann – allerdings ohne wirkliche Leidenschaft – nach ihnen zu richten. Hier ist Vorsicht und Geduld des Gegenübers gefragt. Neben der Frage, ob jemand sich wirklich mit einem Ziel von Herzen verbinden kann, ist auch nicht unerheblich, ob die bei Menschen mit ASS meist knappe Energie ausreicht, um sich zum aktuellen Zeitpunkt für ein bestimmtes Ziel einzusetzen.

Wie weiter oben schon angerissen, ist es unseres Erachtens durchaus wichtig, den Patienten an der eigenen Lebenserfahrung teilhaben zu lassen, ihm Ratschläge zu geben und eigene Einschätzungen mitzuteilen. Sollte sich am Ende allerdings herausstellen, dass der Patient den Rat des Helfers nur sucht, um eigene Ambivalenzkonflikte zu externalisieren, kann von diesem Vorgehen auch später wieder Abstand genommen werden.

Offenlegung der Diagnose

Nicht selten stellt sich am Anfang einer Behandlung die Frage, wie offen der Betroffene in seinem Umfeld mit der Diagnose umgehen soll. Dies ist einerseits eine Frage des persönlichen Stils. Viel hängt andererseits aber auch vom Umfeld ab: Wie offen ist die Umgebung, der Arbeitgeber oder die Großfamilie für psychiatrische Diagnosen? Wie gebildet ist die Umgebung, sodass ein gewisses Vorwissen – oder bestimmte Vorurteile – vorausgesetzt werden können? Wie viel Zugriff besteht in der Umgebung auf Informationsmaterial bezüglich Autismus? Und nicht zuletzt: Was hält der Arbeitgeber von Inklusion? Bezüglich der letzten Frage kann zum Beispiel auch der Behindertenbeauftragte des Arbeitgebers konsultiert werden, der meist die größte Erfahrung mit der Führungsetage eines Betriebes und deren Umgang mit »Behinderten« hat.

Vonseiten eines neurotypischen Gegenübers wie dem Helfer muss oft eine Einschätzung getroffen werden, ob der Betroffene »sowieso« auffällt und deswegen soziale Probleme hat. Erwachsene, die auch schon beim oberflächlichen Kennenlernen so wenig sozial angepasst sind, dass sie in völlig alltäglichen Situationen auffallen und anecken, profitieren meist stärker von einem »Labeling«. In den meisten westlichen Gesellschaften ist die Toleranz für Menschen, die »anders« sind und den unausgesprochenen »Normanforderungen« nicht entsprechen, deutlich niedriger, als dies der Zeitgeist von Liberalität und Weltoffenheit behauptet, auch wenn Ausschlussmechanismen oft nur subtil stattfinden. Menschen, die beispielsweise als »sonderbar« auffallen, werden schnell exkludiert oder gar gemobbt. In solchen Fällen kann das Label »Autismus« einen gewissen Schutz bieten und für die Umgebung zu einer Aufforderung werden, genauer hinzusehen und sich stärker um gegenseitiges Verstehen zu bemühen. Wenn »das Andere« einen Namen hat, wird es von vielen Menschen auch als weniger bedrohlich wahrgenommen.

In einigen Fällen haben wir die konkrete Erfahrung gemacht, dass sich nach Offenlegung der ASS-Diagnose zahlreiche Arbeitsplatzkonflikte lösen ließen, da die Anforderungen an »normentsprechendes Verhalten« vom Umfeld plötzlich reduziert werden konnten. Dies wird – was etwas zwiespältig zu betrachten ist – mit einem klar deklarierten Status als Sonderling erkauft. Es sei darauf hingewiesen, dass die Kultur des »Umgangs mit dem Anderen« in unterschiedlichen Milieus und Regionen auch innerhalb des deutschsprachigen Raums überraschend unterschiedlich ausfällt, was in der Beratung der Frage nach Offenlegung einer Diagnose berücksichtigt werden muss.

In einigen Fällen hat es sich auch bewährt, am Arbeitsplatz zwar keine Diagnose offenzulegen, aber klar und deutlich Symptome einer Behinderung zu benennen: »Es wurde von meinem Arzt festgestellt, dass ich sehr schlechte Reizfilter habe. Deshalb kann ich mich in einem lauten Büro überhaupt nicht konzentrieren.« Oder: »Ich gehe mittags nicht mit in die Kantine. Das ist nicht böse gemeint; ich bin dort nur so reizüberflutet, dass ich danach nicht mehr arbeiten kann. Das wurde auch schon ärztlich festgestellt.« Auch die Prosopagnosie, also die Unfähigkeit, Gesichter wiederzuerkennen, oder auch die Probleme beim Mimiklesen können als Symptome benannt werden, ohne gleich die ganze Diagnose offenzulegen.

In einem Band zu autistischen Erwerbsbiografien (Kohl u. a. 2017) berichtet ein Erwachsener mit ASS aus seinem Arbeitsalltag:

BEISPIEL

»Nach einem Bewerbungsmarathon auf an die 200 Stellenausschreibungen hin bin ich [...] an einer großen Klinik gelandet. Der zehnte Job, der zehnte Branchenwechsel in 30 Jahren Erwerbstätigkeit: medizinischer Dokumentar. Dokumentationsassistent, genauer gesagt, denn eine Ausbildung in dem Bereich habe ich nicht. Mein Job besteht nun darin, aus Patientenakten Krankheitsverläufe und Therapien herauszuklauben und in eine Datenbank einzugeben, unter Verwendung der diversen medizinischen Codier- und Verschlüsselungssysteme. Genau besehen tue ich jetzt nichts anderes als das, was ich im Alter von drei schon getan habe, damals mit den Autos auf der Straße: Ich kategorisiere und benenne. Und nach fast zehn Jahren auf meinem jetzigen Posten bin ich ein wandelndes Medizin-Lexikon, jedenfalls für bestimmte Erkrankungen. Ich war immer ein wandelndes Lexikon für irgendetwas, mein Leben lang. Nun sind es halt Krankheiten. [...]

Zu den Kollegen am Arbeitsplatz habe ich praktisch keinen Kontakt. Ich weiß nicht, wie es geht. Ich bin auch nicht sicher, ob ich wirklich Interesse habe – ich gehe da schließlich zum Geldverdienen hin –, wenngleich ich unter der Isolation leide. Die Kollegen überhaupt nur wiederzuerkennen, ist in einem großen Klinikum mit Tausenden von Beschäftigten schon die erste Hürde. [...]

Einmal ist es passiert, dass mich dort jemand ansprach, der genau wusste, wie ich heiße, was für eine Arbeit ich tue usw. – und ich weiß bis heute nicht, wer das damals war. Ich habe mir Oberärzte mit Professorentiteln zum Feind gemacht, weil ich sie mit Fachärzten verwechselte, die nur Doktor waren – mir geschieht ständig so etwas, wenn ich die Hauptwege im Klinikum benutze. Darum gehe ich sie nach Möglichkeit nicht. Einmal kam ein Kollege in mein Büro und blaffte mich wütend an, ob ich eigentlich an meinen Stuhl festgewachsen sei, oder weshalb ich mich nie im Aufenthaltsraum blicken ließe. Erst als er wieder aus der Tür war, fiel mir ein, um welchen Kollegen, um wen überhaupt, es sich da gehandelt hatte. Und was er gesagt, gemeint hatte, verstand ich erst nach einigem Nachdenken. Von einem Aufenthaltsraum wusste ich nichts, entweder hatte ich vergessen, dass es so etwas gibt, oder es war mir nie aufgefallen. Ich habe jedoch den starken Verdacht, dass der Aufenthaltsraum mit der Kaffeemaschine für meine Kollegen das Zentrum ihres Arbeitsalltags darstellt. Ich lasse mich dort bis heute nicht blicken, auch wenn ich mittlerweile weiß, wo er sich befindet. Ich wüsste nicht, was ich dort zu wem sagen wollte oder könnte. Ich interessiere mich nicht fürs Wetter und kenne den Wetterbericht nie, meine Stimmung hängt vom Wetter nicht ab.«

Klärung konkreter sozialer Situationen

Das Leben ist für die meisten Erwachsenen mit ASS voller unklarer, ungeklärter oder sogar rätselhafter Situationen. Somit spielt im Umgang mit ihnen die Klärung konkreter, bislang unverstandener sozialer Situationen natürlich eine große Rolle. Dafür können einerseits »mitgebrachte« Situationen herangezogen werden, die dann so detailliert wie möglich geschildert werden sollten. Ein im Rahmen von ASS nicht seltenes »Tonbandgedächtnis« kann hier sehr hilfreich sein. > Gedächtnis, Seiten 61 ff.

Auch das Hier und Jetzt des Behandlungskontextes selbst kann dafür herangezogen werden, soziale Missverständnisse und Unsicherheiten zu klären. Immer wieder muss »neurotypisches Sozialverhaltens« erklärt werden, etwa nach welchen impliziten Regeln das Zusammenspiel der anderen funktioniert. Auch die Auflösung stereotyper Modi der Einschätzung sozialer Situationen spielt eine Rolle. So gewöhnen sich manche Patienten an – da sie im Verlauf ihres Lebens häufig mit Kritik an ihrem Sozialverhalten konfrontiert wurden –, die Verantwortung für ein Gespräch voller Missverständnisse oder eine misslungene Interaktion grundsätzlich bei sich zu suchen und sich dadurch zu wenig für sich einzusetzen. Die Einschätzung der jeweiligen Situation durch den Behandler kann hier helfen, die Interaktion und deren Interpretation variabler und flexibler zu gestalten und zu lernen, dass auch neurotypische Menschen durchaus problematisches Interaktionsverhalten aufweisen können und auch die Kommunikation unter neurotypischen Menschen an Missverständnissen scheitern kann.

Andere Patienten geraten aufgrund des langjährigen Nichtverstehens sozialer Signale in einen stereotyp-paranoiden Verarbeitungsmodus, in dem neutrale Reize als gegen sie gerichtet aufgefasst werden. Auch hier kann – sofern der paranoide Verarbeitungsmodus sich noch nicht verselbstständigt hat – eine Hilfe zur Differenzierung mitmenschlichen Verhaltens sehr hilfreich sein. Zuletzt können detailreiche Situationsanalysen auch dabei helfen, den eigenen Anteil fehlgelaufener Kommunikation besser zu erfassen und sukzessive zu verändern.

FEEDBACK Bezüglich der Klärungen im Hier und Jetzt einer Behandlung oder Hilfe erweist es sich meist als hilfreicher, die Klippen, an denen schwierige oder missverständliche Situationen entstehen, sehr detailliert und exakt zu beschreiben, als wenn der Behandler seine eigenen inneren Reaktionen nur benennt. Feedbacks in Ich-Form haben den Vorteil, dass sie nicht aus erhöhter oder gar überheblicher Perspektive gegeben werden und damit – etwa in der Therapie chronischer Depressionen – weniger als »von oben herab« oder kränkend erlebt werden und gleichzeitig Platz für eine zweite Perspektive (die des Patienten) lassen. Auf Patienten mit ASS können solche Ich-Botschaften allerdings auch ziemlich verwirrend wirken: In manchen Fällen werden die Aussagen über innere Reaktionen des Gegenübers erst gar nicht verstanden, weil sie vielleicht in metaphorischer Sprache gegeben werden, oder es bleibt dem autistischen Patienten unklar, *warum* sein Gegenüber von diesen seinen inneren Reaktionen berichtet. Die Appellebene einer Aussage wird häufig fehlinterpretiert. Hilfreicher ist die konkrete Wiedergabe von Beobachtungen: »Sie nicken nicht und sagen nicht ›Mhm‹. Fast alle Menschen tun das ganz automatisch, wenn sie zeigen wollen, dass sie etwas verstanden haben und ihr Gegenüber weitersprechen kann. Ich könnte mir vorstellen, dass viele Mitmenschen relativ rasch Gespräche mit Ihnen abbrechen, weil sie verwirrt davon sind, dass dieses Signal fehlt.« Auch hierbei ist neben einem besseren Verstehen sozialer Situationen die Erweiterung des Verhaltensrepertoires als Ziel anzusehen.

Häufig zeigt sich problematisches Interaktionsverhalten weniger in den klassischen Einzelgesprächen als vielmehr bei weniger formalisierten Abläufen wie Begrüßung und Verabschiedung oder – bei stationären Behandlungen – auf dem Stationsflur und in der Patientenküche. Das hat vor allem damit zu tun, dass das »Skript« von Einzelgesprächen deutlich leichter kognitiv zu erfassen ist als das Verhalten in Gruppensituationen oder beim Gespräch auf dem Flur. Das hat zur Folge, dass das ganze Behandlungsteam aufgerufen ist, genau zu beobachten und mit den Patienten einzelne kritische Situationen durchzugehen. Das kann beispielsweise die Regulation von körperlicher Nähe und Distanz betreffen, für die manchen Erwachsenen mit ASS die Intuition fehlt, oder die Frage, wann man sich in die Gespräche von anderen Menschen einbringen kann und wann das eher als unangebrachtes Einmischen erlebt wird. Auch das angemessene Vorbringen einer Bitte oder einer Forderung sowie die Unterscheidung zwischen den beiden kann zum Thema werden.

Vorwürfe und Schuldgefühle – Angehörigenarbeit

Insbesondere in Fällen, in denen die Autismusdiagnose erst im Jugend- oder Erwachsenenalter gestellt wurde, blicken Betroffene oft auf jahrelange intrafamiliäre Konflikte und Vorwürfe von außen zurück, in denen es nicht zuletzt um die Schuldzuweisung für die problembeladene Atmosphäre und die Schwierigkeiten im Umgang miteinander ging. Der »Zeiger der Schuld« kann dabei sowohl auf den Betroffenen, der »mutwillig« die Harmonie zerstört hat, sich »nicht zusammenreißt«, sich »blöd anstellt« oder »simuliert«, als auch auf die Eltern gerichtet sein, die »ihr Kind einfach nicht verstehen wollen«, es »emotional nicht angenommen haben« oder »überbehüten«.

Die Logik hinter den Vorwürfen an die Eltern ist oft die folgende: Wenn ein Mensch Veränderungen und Körperkontakt ablehnt, Augenkontakt vermeidet, meist am liebsten allein ist, ein schlechtes Selbstwertgefühl hat und womöglich massive Wutanfälle bekommt, *muss* doch in seinem Elternhaus etwas gravierend schiefgelaufen sein. Uns sind mehrere Fälle bekannt, bei denen im Zuge dieser Form der Schlussfolgerung – in Kombination mit autismustypischen dissoziationsähnlichen Overloads – den Eltern von professioneller und anderer Seite schwerster Missbrauch ihrer Kinder unterstellt wurde, ohne dass sich die Betroffenen an einen Vorfall dieser Art erinnern konnten.

Auch wenn die Schuldvorwürfe in Familien mit autistischen Kindern natürlich nicht immer solche Ausmaße annehmen müssen, gibt es doch in sehr vielen Fällen chronifizierte gegenseitige Vorwürfe, die zum Teil auch so tief internalisiert sind, dass es lange brauchen kann, sie offenzulegen und zu korrigieren. Häufig bauen Betroffene die Vorwürfe gegen sich selbst oder gegen die Eltern tief in ihr subjektives Krankheitskonzept und Selbstbild ein.

Daraus wird deutlich, wie wichtig es ist, sich vor allem in der Anfangsphase einer Behandlung aktiv mit der »Geschichte der Schuldzuweisungen« auseinanderzusetzen, sie ebenso aktiv zu korrigieren und durch ein Modell »schicksalhafter« Erkrankung zu ersetzen. Oft müssen dabei sowohl die Betroffenen selbst als auch die Eltern von dem Gefühl entlastet werden, »falsch zu sein« oder »es falsch gemacht« zu haben.

Erwachsene mit ASS und ihre Angehörigen haben oft eine jahrzehntelange Geschichte gegenseitiger Schuldzuweisungen und Vorwürfe hinter sich. Diese offenzulegen und zu erklären, dass es sich bei einer ASS eher um ein schicksalhaftes als um ein verschuldetes Geschehen handelt, kann große Entlastung bringen und den Betroffenen ermöglichen, sich einander wohlwollender und offener zuzuwenden.

Die rationale Arbeit am Wertesystem

Wer die Arbeit mit Menschen gewohnt ist, die unter psychotischen Erkrankungen leiden, weiß, dass es wenig Sinn hat, mit diesen über überwertig besetzte oder wahnhafte Themen zu diskutieren oder gar zu streiten; man kommt in diesen Gesprächen nicht weiter und hat das Gefühl, mit den eigenen Argumenten nicht zum Gegenüber durchzudringen. Insofern liegt es nahe, auch bei Menschen aus dem Autismusspektrum diejenigen Themen eher zu meiden, die sehr »aufgeladen« oder überwertig besetzt scheinen. Nach unseren Erfahrungen ist diese Intuition aber in vielen Fällen falsch. Vielmehr lohnt es sich häufiger, als es zuerst einmal scheint, mit den Betroffenen die schwierigen Themen zu diskutieren – und zwar differenziert, detailliert und rational.

Autisten sind immer wieder überraschend bereit, sich von guten rationalen und logischen Argumenten überzeugen zu lassen, das heißt, »verkopft« anmutende Diskussionen, die man sonst eher vermeidet, können mit Erwachsenen aus dem Autismusspektrum durchaus zielführend sein. Vielfach geht es bei solchen Diskussionen darum, verschiedene (moralische) Werte mit- und gegeneinander abzuwägen. Das Paradebeispiel eines Zielkonflikts, den man im Gespräch mit erwachsenen Autisten durcharbeiten muss, ist der Konflikt zwischen Gerechtigkeit und eigenem Wohlergehen.

Manche Menschen mit ASS neigen dazu, sich in Streitigkeiten um Ungerechtigkeiten geradezu zu verbeißen. Meist haben sie in der Sache Recht, und das Gegenüber sollte in den meisten Fällen die Finger davonlassen, das zu bestreiten oder sich auf die Ebene zu begeben, dass diskutiert wird, ob die Ungerechtigkeit überhaupt eine war: Meist war es tatsächlich eine. Produktiver ist die Diskussion der Frage, ob es sich wirklich lohnt, diesen oder jenen Kampf durchzufechten und viel von der nur endlichen Lebenszeit, die einem zur Verfügung steht, für diesen Kampf einzusetzen. Die Vermittlung eines Konzepts von »heiterer Gelassenheit« kann dann mitunter ins Zentrum rücken. Damit ist die Fähigkeit gemeint, all die Verlogenheit, die Ungerechtigkeiten, Ungereimtheiten, Widersprüche und Irrationalitäten unserer Welt mit offenem Blick sehen und mit offenen Worten beschreiben zu können (diese Fähigkeit bringen die meisten Menschen mit hochfunktionalem Autismus von Natur aus mit), *ohne* sich mit ihnen zu »verkämpfen« und zu verstricken und darüber verbittert zu werden (dies ist meist die Lernaufgabe).

Zielfindung

Die eigenen, ganz persönlichen (Lebens-)Ziele zu finden, zu definieren und zu formulieren ist zumindest in weiten Teilen ein »irrationaler« Prozess; er ist allein mit analytischen Mitteln und logischen

Argumenten nicht »machbar«, er ist nicht planbar und nicht vorhersehbar. Für Menschen mit ASS bedeutet das, dass sie sich häufig auf ein Gelände begeben müssen, auf dem sie sich nicht wohl und nicht zu Hause fühlen und insofern zuerst einmal zurückscheuen. Dadurch, dass Ziele auch meist den Charakter von Veränderung in sich bergen, ist der Bereich der Zielfindung vielen Menschen mit ASS suspekt. Entsprechend kann sich der innere Prozess, sich für eine Berufsausbildung zu entscheiden, manchmal über Monate hinziehen und von der Umgebung als zäh und nervenaufreibend empfunden werden. Hier sind die Bezugspersonen oft gefragt, mit dem Betroffenen verschiedene Varianten im Detail durchzudenken. Sie werden sich dabei auf die eine oder andere Geduldsprobe einstellen müssen, da solche Zielfindungsprozesse manchmal in schwer erträglicher Langsamkeit ablaufen. Belohnt werden Bezugspersonen und Betroffene – wenn der Zielfindungsprozess glückt – durch eine bewundernswerte Standfestigkeit und Zähigkeit, die Menschen mit ASS an den Tag legen können, wenn sie sich einmal mit einem gewählten Ziel von Herzen verbunden haben.

Eine häufige Konstellation ist, dass die Eltern eines Patienten wissen, was sie wollen, und wissen, was der Patient wollen sollte, der Patient selbst aber nicht weiß, was er will, und dann vollkommen blockiert. Hier ist es von großer Bedeutung, klar herauszudestillieren, dass der Patient nicht weiß, was er will, und dass dies auch zuerst einmal offenbleiben darf. Gleichzeitig ist es wichtig, die Bedürfnisse der Eltern klar – und als Bedürfnisse der Eltern gekennzeichnet – zu benennen. Beispielsweise wird der Wunsch nach mehr Selbstständigkeit häufig von den Eltern benannt, aber dem Patienten »untergeschoben«, wobei dieser oft gar nicht weiß, ob er selbstständiger sein will. Für Eltern ist es oft wichtig, zu erkennen, dass sie diejenigen sind, die sich ein selbstständigeres Kind wünschen, und dass dieser Wunsch auch völlig legitim ist. Ebenso ist es wichtig, in klarer Weise zu erkennen, dass der Wunsch nach mehr Selbstständigkeit (noch?) nicht der Wunsch des Patienten ist.

Bei einer solchen Konstellation wird es also nicht darum gehen, den Patienten zur Planung des Selbstständigwerdens anzuhalten, sondern zuerst einmal die Eltern dazu zu bringen, dass sie diesen Wunsch als den ihren artikulieren und es dem Betroffenen nach und nach etwas »ungemütlicher« machen, zum Beispiel durch konsequentes Einfordern von Beteiligung an Haushaltstätigkeit und Ähnlichem. Erst dann wird sich eine eigene Haltung des Betroffenen zu diesem Thema überhaupt herausbilden können und erst dann kann er sich dem Wunsch der Eltern anschließen oder ihm auch widersprechen.

Vom Defiziterleben über die »autistische Identität« zum menschlichen Pluralismus – Schlussbemerkungen

Im Umgang mit spät diagnostizierten Erwachsenen aus dem Autismusspektrum kommt im zeitlichen Zusammenhang mit der Diagnosestellung gelegentlich ein innerer Prozess in Gang, der das Innere und auch das Äußere der betroffenen Personen gehörig auf den Kopf stellen kann. Dieser Prozess kann schwierig, langwierig und schmerzhaft sein, manchmal zu Suizidalität, zu stationären Kriseninterventionen und zu Umbrüchen in quasi allen wichtigen Lebensbereichen führen. Gleichzeitig kann er für den Betroffenen erheblich zum Finden von Identität und Lebenssinn beitragen und für den Helfenden so bereichernd sein wie kaum etwas anderes in der Arbeit im psychiatrischen Umfeld. Dies »passiert« beileibe nicht immer, aber oft genug.

Viele Erwachsene aus dem Autismusspektrum haben sich seit der Kindheit oder Adoleszenz mit Fragen und Selbstvorwürfen herumgequält, was denn eigentlich anders, was falsch oder verkehrt an ihnen sei. Viele sind jahrelang mit Fragen herumgelaufen wie: Warum klappt es nicht mit den Freundschaften, warum werde ich dauernd ausgegrenzt, warum finden mich die anderen so komisch? Warum finde ich keinen Anschluss an meine Kommilitonen, warum wird mir wegen »mangelnder Teamfähigkeit« gekündigt? Wie schaffen es die anderen bloß, einen Beziehungspartner zu finden?

Es gibt sicher unterschiedliche Stile, um mit den zugrunde liegenden Erfahrungen umzugehen: Beispielsweise kann man sich aus der Welt des Sozialen zurückziehen oder die Probleme »external attribuieren«, also den anderen die »Schuld« geben, oder man kann sie eben »internal attribuieren«, also die »Schuld« bei sich selbst suchen. Letzteres erzeugt einen hohen Leidensdruck, der dann mehrere Folgen hat: Erstens werden die skizzierten Fragen drängend, oft geradezu lebenswichtig. Zweitens entwickeln sich Kompensationsstrategien, die zu einem auf den ersten Blick unauffällig anmutenden Erscheinungsbild führen können, aber im Bemühen, sich so gut wie möglich an die soziale Umwelt anzupassen, die Gefahr zunehmender Selbstverleugnung bergen.

Solche Selbstverleugnungen können auf unterschiedlichen Ebenen stattfinden: Wenn sie eher oberflächlich bleiben, ist ein Individuum gut in der Lage, sich in ausgewählten Situationen sozial angepasst bzw. erwünscht zu benehmen, diese Adaptation aber willentlich »an- oder abzuschalten«. Bei der nächst tieferen Form der Selbstverleugnung wird der Anpassungsprozess als nicht nur manchmal nützlich zur Zielerreichung, sondern auch als *moralisch richtig* verstanden. Dies ist meist begleitet von einer Entwertung (eigener) autistischer Bedürfnisse, Handlungsweisen und Eigenschaften. So wird das autistische Bedürfnis nach gleichförmigen Abläufen als »krankhafte Rigidität« gebrandmarkt und auch vor dem eigenen inneren Auge als »pathologisch« stigmatisiert. Das flexible Reagieren auf eine berufliche Herausforderung wird dann nicht mehr – wie bei der ersten, oberflächlicheren Form von Selbstverleugnung – als pragmatisch sinnvolle Anpassung an widrige Umweltbedingungen oder als »notwendiges Übel« wahrgenommen, sondern als »selbstmotivierte Umerziehung zur Normalität«. Eine noch tiefere Form der Selbstverleugnung ist die fehlende Wahrnehmung eigener autistischer Bedürfnisse. Hier sind Anpassungsprozesse meist gar nicht mehr bewusst, sondern sie laufen automatisiert ab und sind willentlicher Steuerung nicht mehr zugänglich.

Die beiden letzten Formen der Selbstverleugnung haben die ungute Folge, dass auch in Situationen, in denen keine soziale Anpassung mehr sinnvoll und nötig ist, an der Kompensationsstrategie – also etwa am flexiblen Reagieren – festgehalten wird. Auch werden zum Beispiel motorische Stereotypien wie »Schaukeln«, »Flattern« oder »Hüpfen« im Falle tiefer gehender Selbstverleugnung nicht nur in Situationen unterdrückt, in denen sie sich sozial schädlich auswirken könnten (Meetings bei der Arbeit und Ähnliches), sondern auch beim Alleinsein, da der Betroffene sie selbst als »behindert« verurteilt. Wenn die Selbstverleugnung noch stärker »eingewachsen« ist, sind die »autistischen Bedürfnisse« dem Bewusstsein gar nicht mehr zugänglich. Leider führt diese Form der Selbstverleugnung nicht dazu, dass die Kompensationsmechanismen weniger anstrengend werden; die Anstrengung nimmt eher noch dadurch zu, dass die Kompensationsmechanismen in Situationen, in denen sie eigentlich nicht gebraucht werden, nicht mehr abschaltbar sind.

Die Diagnosestellung einer Autismus-Spektrum-Störung kann nun im besten Falle die Grundlage einer Umbewertung des ganzen beschriebenen Systems von Selbstkritik und Selbstverleugnung werden. Besonders bei hoch selbstkritischen Patientinnen und Patienten sollte die Diagnosestellung einer ASS aufseiten der Helfenden begleitet sein von einer Atmosphäre des »Es ist, wie es ist« und des »Menschen sind unterschiedlich, und das ist auch in Ordnung so«. So banal das zuerst einmal klingt, so wichtig ist die Umsetzung dieser Haltung in die gelebte Realität: Im günstigen Fall kommt der Betroffene zu der Erkenntnis, dass er nicht irgendwie falsch ist, sondern »nur« anders. Er bemerkt, dass dieses Anderssein nicht moralisch verwerflich oder »böse« ist, sondern ganz pragmatische Vor- und Nachteile hat. Und er bemerkt, dass es doch weitaus mehr Menschen gibt, die ihm gar nicht so unähnlich sind.

Damit ist der Weg offen für freie und nicht wertende Selbsterkenntnis. Fragen wie »Wer bin ich? Was will ich? Und welchen Sinn hat mein Leben?« sind nicht mehr in gleichem Maße von Fragen überlagert wie »Wer sollte ich sein? Was sollte ich wollen? Und wie kann ich so werden, wie ich sein sollte?«. Die Fragen können zunehmend aus einem authentischen Kern heraus beantwortet werden.

Konkret entsteht im Rahmen dieses Prozesses bei vielen Menschen eine Begeisterung für Dinge, die sie sich lange Zeit als »unsinnig«, »behindert« oder »unsozial« selbst verboten haben. Nach unserer Erfahrung beginnt das beim stundenlangen Betrachten von Wasseroberflächen und beim Nutzen rhythmischer Bewegungen zur Selbstberuhigung und geht über das Wiederentdecken von Spezialinteressen und die begeisterte akribische Ausarbeitung von Ritualen bis zum Experimentieren mit dem Weglassen von kommunikativen Kompensationsmechanismen wie Pseudoblickkontakt und ständigem bewusstem »Überwachen« der Reaktionen des Gesprächspartners. Die Mechanismen jahrelanger Selbstverleugnung können dabei fast nebenbei nach und nach losgelassen werden.

Die Aufgabe der Helfenden bei diesem Prozess ist natürlich keine »machende«, sondern eher eine »bezeugende«; sie schauen dem Patienten – so wohlwollend wie möglich – zu, wie er sein In-der-Welt-Sein neu entdeckt und sein Selbstbild neu ausrichtet. Da der beschriebene Prozess massiv verunsichernd sein und zu heftigen Krisen führen kann, ist diese »Zeugentätigkeit« alles andere als unwichtig. Immer wieder sind auch kleine Hilfestellungen notwendig, um das »autistische Selbst« wiederzufinden, es wertzuschätzen und ihm im Leben einen angemessenen Platz zu geben.

Im Verlauf dieses Prozesses kann es vorübergehend zu einer ausgesprochenen Überidentifikation mit dem »autistischen Selbst« kommen, sodass jede bei sich bemerkte Eigenheit als autistisch gekennzeichnet oder gar hochstilisiert wird. Der Fokus liegt dabei auf der »Differenz«, also auf dem Sich-Unterscheiden von anderen. Damit einher geht manchmal das Phänomen, dass Autismus als »Krone der Schöpfung« oder »Speerspitze der Evolution« betrachtet wird und als höhere Form des Lebens gegen die »intrigante, konkurrenzvernarrte Hypersozialität der Neurotypiker« ausgespielt wird. Diese Phase geht meist vorüber und mündet darin, dass nach und nach der Fokus wieder vom Unterschiedensein von den anderen zu Verbindendem und Ähnlichem hinüberwandert und den Blick für ein individuelles Selbst mit unterschiedlichsten Eigenheiten – von denen es egal ist, welches Label sie tragen – öffnet.

Auch die kritische Reflexion der Kompensationsmechanismen gehört zu diesem Prozess. So löst sich die häufige Dichotomie von Authentizität versus Anpassung oft nach und nach auf. Während anfangs noch die allgemeine Frage gestellt wird: »Soll ich mich anpassen oder soll ich authentisch sein?«, wird sie nach und nach in einzelne Situationen aufgelöst, die jeweils unterschiedliche Komponenten von Anpassung oder Sich-selbst-Sein brauchen können. So wird in einem Bewerbungsgespräch ein hohes Maß an Anpassung gefragt sein, während im privaten Umfeld deutlich mehr Authentizität möglich und sinnvoll ist. Für viele Erwachsene mit ASS wird Anpassung im guten Sinne erst möglich, wenn auch Nichtanpassung erprobt wurde und damit ein Akt freien Willens entstehen kann, sich für oder gegen Anpassung zu entscheiden. Sofern Anpassung einem Gefühl von Freiheit entspringt, wird sie auch nicht mehr als Selbstverleugnung oder Selbstdeformierung erlebt. Als Ideal kann hier ein autonomes Selbst verstanden werden, das situativ frei wählen kann, wie viel Anpassungsleistung es jeweils erbringen will.

Diesen Prozess als Helferinnen und Helfer zu flankieren, zu unterstützen und zu fördern ist eine überaus befriedigende Aufgabe, auch wenn wir dabei den langen Atem der Geduld brauchen und immer wieder auch mit kleinsten Schritten vorliebnehmen müssen.

Ausgewählte Literatur

ASPERGER, H. (1944): Die »Autistischen Psychopathen« im Kindesalter. In: *Archiv für Psychiatrie und Nervenkrankheiten*, 117, S. 76–136.

ASTON, M. (2012): What men with Asperger's syndrome want to know about women, dating, and relationships. London.

ATTWOOD, T. (2019): Leben mit dem Asperger-Syndrom. Von Kindheit bis Erwachsensein: alles, was weiterhilft. Stuttgart.

Autismus Deutschland e. V. (2013): Inklusion von Menschen mit Autismus. Karlsruhe.

Autismus Deutschland e. V. (2014): Autismus in Forschung und Gesellschaft. Karlsruhe.

BARON-COHEN, S. (1991): Precursor to a theory of mind: Understanding attention in others. In: WHITEN, A. (Hg.): Natural theories of mind: Evolution, development, and simulation of everyday mindreading. Oxford, S. 233–251.

BAUMGARTNER, F.; DALFERTH, M.; VOGEL, H. (2014): Berufliche Teilhabe für Menschen aus dem autistischen Spektrum. Heidelberg.

BECKER, S. (2013): Die unsichtbare Folter. Asperger Autismus aus der Sicht einer Betroffenen. Norderstedt.

BLEULER, E. (1911): Dementia praecox oder die Gruppe der Schizophrenien. Leipzig.

BLODIG, I. (2016): Hochfunktionale Autisten im Beruf. Navigationshilfen durch die Arbeitswelt. Paderborn.

BOLLS, U. D. (2012): Meditation für Aspies. Lebensqualität und Eigenverantwortung mit Asperger-Syndrom. Norderstedt.

BÖLTE, S. (Hg.) (2009): Autismus. Spektrum, Ursachen, Diagnostik, Intervention, Perspektiven. Bern u. a.

BRAUNS, A. (2004): Buntschatten und Fledermäuse. Mein Leben in einer anderen Welt. Hamburg.

Bungart, J. (2014): Unterstützte Beschäftigung. In: Theunissen, G.; Kulig, W.; Leuchte, V.; Paetz, H. (Hg.): Handlexikon Autismus-Spektrum. Schlüsselbegriffe aus Forschung, Theorie, Praxis und Betroffenen-Sicht. Stuttgart, S. 374 – 378.

Castaneda, C.; Hallbauer, A. (2013): Einander verstehen lernen. Ein Praxisbuch für Menschen mit und ohne Autismus. Kiel.

Corman-Bergau, G.; Saalfrank, B. (2015): Interview: »Der Psychotherapieansatz im Bereich der Autismus-Spektrum-Störungen muss ein anderer sein«. In: *Psychotherapeutenjournal*, 14, S. 130 – 133.

Dalferth, M. (2013): ABC-Jobs für Menschen aus dem ASS. Detailed Evaluation Report. Abschlussbericht des EU-Projekts zur Beschäftigung von Menschen mit Autismus-Spektrum-Störungen. Potsdam.

Dalferth, M. (2015): »With a little help from my friends«. Job Coaching zur Unterstützung von Menschen aus dem autistischen Spektrum. In: www.bbw-rv.de/fileadmin/bbw-rv/pdf/FachtagAutismus2015/Vortrag_Dalferth.pdf.

Dalferth, M.; Vogel, H. (2014): Berufsbildungswerk. In: Theunissen, G.; Kulig, W.; Leuchte, V.; Paetz, H. (Hg.): Handlexikon Autismus-Spektrum. Schlüsselbegriffe aus Forschung, Theorie, Praxis und Betroffenen-Sicht. Stuttgart, S. 72 – 73.

Döhle, R. (2015): Selbsthilfekonzepte. In: Tebartz van Elst, L. (Hg.): Das Asperger-Syndrom im Erwachsenenalter und andere hochfunktionale Autismus-Spektrum-Störungen. Berlin, S. 322 – 328.

Doose, S. (2012): Unterstützte Beschäftigung: Berufliche Integration auf lange Sicht. Marburg.

Dziobek, I.; Stoll, S. (2019): Hochfunktionaler Autismus bei Erwachsenen. Stuttgart.

Ebert, D. u. a. (2013): Asperger-Autismus und hochfunktionaler Autismus bei Erwachsenen. Das Therapiemanual der Freiburger Autismus-Studiengruppe. Göttingen.

Frese, C. (2013): Rechtsansprüche von Menschen mit Autismus im Lichte der UN-Behindertenrechtskonvention (UN-BRK). In: Autismus Deutschland e.V. (Hg): Inklusion von Menschen mit Autismus. Karlsruhe, S. 33 – 37.

Frith, U. (2013): Autismus. Eine sehr kurze Einführung. Bern.

Gerland, G. (1998): Ein richtiger Mensch sein: Autismus – das Leben von der anderen Seite. Stuttgart.

Grandin, T. (2006): Thinking in pictures. London.

Grandin, T. (2014): Ich sehe die Welt wie ein frohes Tier. Eine Autistin entdeckt die Sprache der Tiere. Wien.

Jaspers, K. (1913): Allgemeine Psychopathologie. Ein Leitfaden für Studierende, Ärzte und Psychologen. Berlin.

Haddon, M. (2015): Supergute Tage oder Die sonderbare Welt des Christopher Boone. München.

Happé, F.; Frith, U. (2006): The weak coherence account: Detail-focused cognitive style in autism spectrum disorders. In: *Journal of Autism and Developmental Disorders*, 36, S. 5 – 25.

Kamp-Becker, I.; Bölte, S. (2014): Autismus. München/Basel.

Kampmeier, A.; Kraehmer, S.; Schmidt, S. (2014): Das Persönliche Budget. Selbstständige Lebensführung von Menschen mit Behinderungen. Stuttgart.

Kanner, L. (1943): Autistic disturbances of affective contact. In: *Nervous Child*, 2, S. 217 – 250.

Klauss, T. (2016): Wohnen so normal wie möglich. Ein Wohnprojekt für Menschen mit Autismus. Heidelberg.

Kleist, H. von (2013): Michael Kohlhaas. Berlin.

Kohl, E.; Seng, H.; Gatti, T. (Hg.) (2017): Typisch untypisch – Berufsbiografien von Asperger-Autisten: Individuelle Wege und vergleichbare Erfahrungen. Stuttgart.

Lang, M. (Hg.) (2015): MAASarbeit. Barrierefreiheit auf dem Weg in die Arbeitswelt für Menschen aus dem Autismusspektrum. Berlin.

Lipinski, S. (2020): Autismus. Das Selbsthilfebuch. Köln.

Matzies-Köhler, M. (2014): Sozialtraining für Menschen im Autismus-Spektrum. Ein Praxisbuch. Stuttgart.

Müller-Remus, D. (2014): Im Spannungsfeld zwischen Inklusion und Wirtschaftlichkeit. In: Autismus Deutschland e.V. (Hg.): Autismus in Forschung und Gesellschaft. Karlsruhe, S. 255 – 263.

Perner, J. (1991): Understanding the representational mind. Cambridge, Mass.

PREISSMANN, C. (2013): Asperger – Leben in zwei Welten. Betroffene berichten. Stuttgart.

PREISSMANN, C. (2016): Glück und Lebenszufriedenheit für Menschen mit Autismus. Stuttgart.

PRINCE-HUGHES, D. (2014): Heute singe ich mein Leben. Wien.

REMSCHMIDT, H.; KAMP-BECKER, I. (2006): Asperger-Syndrom. Heidelberg.

RIEDEL, A. u. a. (2015): Überdurchschnittlich ausgebildete Arbeitslose – Bildung, Beschäftigungsverhältnisse und Komorbiditäten bei Erwachsenen mit hochfunktionalem Autismus in Deutschland. In: *Psychiatrische Praxis*, 42, S. 1–7

SAALFRANK, B. (2015): Hochfunktionaler Autismus: Erschütterte Identität. In: *Deutsches Ärzteblatt PP*, 14, 9, S. 410–412.

SAALFRANK, B. (2019): Ich, Birgit, Autistin und Psychotherapeutin. Ostfildern.

SCHÄFER, S. (2012): Sterne, Äpfel und rundes Glas. Mein Leben mit Autismus. Stuttgart.

SCHMIDT, P. (2015): Freundschaft. In: THEUNISSEN, G.; KULIG, W.; LEUCHTE, V.; PAETZ, H. (Hg.): Handlexikon Autismus-Spektrum. Schlüsselbegriffe aus Forschung, Theorie, Praxis und Betroffenen-Sicht. Stuttgart, S. 147 f.

SCHREITER, D. (2014): Schattenspringer – wie es ist, anders zu sein. Stuttgart.

SCHULZ VON THUN, F. (1981): Miteinander reden 1 – Störungen und Klärungen. Allgemeine Psychologie der Kommunikation. Reinbek.

SCHUSTER, N. (2007): Ein guter Tag ist ein Tag mit Wirsing. Berlin.

SELLIN, B. (1993): Ich will kein Inmich mehr sein. Botschaften aus einem autistischen Kerker. Köln.

SENG, H. (2014): ... zu Höchstleistungen motiviert. Asperger-Betroffene auf dem Arbeitsmarkt. In: Autismus Deutschland e.V. (Hg.): Autismus in Forschung und Gesellschaft. Karlsruhe, S. 241–254.

SIMONE, R. (2015): Aspergirls. Die Welt der Frauen und Mädchen mit Asperger. Weinheim.

SIMSION, G. S. (2015): Das Rosie-Projekt. Frankfurt a. M.

SPEK, A. (2012): Achtsamkeit für Menschen mit Autismus. Ein Ratgeber für Erwachsene mit ASS und deren Betreuer. Bern.

Ssucharewa, G. (1926): Die schizoiden Psychopathien im Kindesalter. In: Monatsschrift für Psychiatrie und Neurologie, 60, Nr. 3 / 4, S. 235 – 261.

Tammet, D. (2008): Elf ist freundlich und Fünf ist laut. Ein genialer Autist erklärt seine Welt. Düsseldorf.

Tebartz van Elst, L. (Hg.) (2015): Das Asperger-Syndrom im Erwachsenenalter und andere hochfunktionale Autismus-Spektrum-Störungen. Berlin.

Tebartz van Elst, L. (2018): Autismus und ADHS. Stuttgart.

Tebartz van Elst, L.; Biscaldi-Schäfer, M.; Lahmann, C.; Riedel, A. & Zeeck, A. (Hg.) (2023): Entwicklungsstörungen – Interdisziplinäre Perspektiven aus der Psychiatrie, Psychotherapie und Psychosomatik des Kindes-, Jugend- und Erwachsenenalters. Stuttgart.

Theunissen, G. (2014): Menschen im Autismus-Spektrum. Verstehen, annehmen, unterstützen. Stuttgart.

Theunissen, G.; Kulig, W.; Leuchte, V.; Paetz, H. (Hg.) (2014): Handlexikon Autismus-Spektrum. Schlüsselbegriffe aus Forschung, Theorie, Praxis und Betroffenen-Sicht. Stuttgart.

Van de Cruys, S.; Evers, K.; Van der Hallen, R.; Van Eylen, L.; Boets, B.; de-Wit, L. & Wagemans, J. (2014): Precise minds in uncertain worlds: Predictive coding in autism. In: Psychological Review, 121, 4, S. 649–675.

Vogeley, K. (2012): Anders sein. Asperger-Syndrom und Hochfunktionaler Autismus im Erwachsenenalter. Ein Ratgeber. Weinheim / Basel.

Volkmar, F. R. u. a. (Hg.) (2014): Handbook of autism and pervasive developmental disorders. Band 1: Diagnosis, development, and brain mechanisms. Band 2: Assessment, interventions, and policy. New York.

Wagner, L. (2018): Der Junge, der zu viel fühlte. München.

Willey, L. H. (2014): Ich bin Autistin – aber ich zeige es nicht. Leben mit dem Asperger-Syndrom. Hannover.

Williams, D. (2001): Ich könnte verschwinden, wenn du mich berührst. Erinnerungen an eine autistische Kindheit. Hamburg.

Weitere Titel der Reihe →

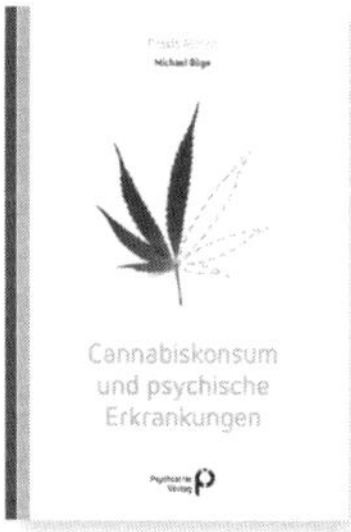

Michael Büge
Cannabiskonsum und psychische Erkrankungen
1. Auflage 2024
PraxisWissen, 160 Seiten
22,00 Euro, ISBN 978-3-96605-261-0

Nach dem Gesetz kommt die Prävention: Was muss ich wissen?

Die erfolgreiche Einführung, nun umfassend aktualisiert: Cannabiskonsum ist längst Teil der Lebenswelten von Jugendlichen. Das neue Cannabisgesetz passt sich den gesellschaftlichen Realitäten an, gleichzeitig entstehen neue Unsicherheiten – auch für psychiatrisch Tätige.

Der Fokus des Buchs liegt auf den Einflüssen, die der Konsum von Cannabis in seinen verschiedenen Produkten und Wirkstoffen auf die menschliche Psyche hat. Erkrankungen wie Psychosen können einerseits stark mit diesem zusammenhängen, während mittlerweile auch medizinische oder therapeutische Anwendungsbereiche der Kulturpflanze Hanf Eingang in die Gesellschaft finden. In klaren und verständlichen Worten schafft der Autor einen idealen Überblick über den Stand der Forschung und die Risiken, aber auch den Nutzen, den der Cannabiskonsum mit sich bringt. Das differenzierte Bild, das nach der Lektüre entstanden ist, hilft im Alltag mit Jugendlichen sicher und informiert Entscheidungen zu treffen.

Weitere Bände (eine Auswahl) →

- Georg Kremer, Michael Schulz: Motivierende Gesprächsführung in der Psychiatrie
- Malika Laabdallaoui, Ibrahim Rüschoff: Umgang mit muslimischen Patienten
- Claas-Hinrich Lammers: Beziehungsgestaltung mit narzisstischen Menschen
- Albert Lenz: Psychisch kranke Eltern und ihre Kinder
- Sascha Lutz: Glücksspielsucht
- Angela Mahnkopf: Umgang mit depressiven Patienten
- Klaus Obert, Karin Pogadl-Bakan, Gabriele Rein: Aufsuchende psychiatrische Arbeit
- Ewald Rahn: Menschen mit Borderline begleiten
- Martin Reker: Menschen mit Alkoholabhängigkeit begleiten
- Andreas Riedel, Jens Jürgen Clausen: Autismus-Spektrum-Störungen bei Erwachsenen
- Manuel Rupp: Psychiatrische Krisenintervention
- Edith Scherer, Thomas Lampert: Angehörige in der Psychiatrie
- Thomas Schwarze, Regine Steinauer, Simone Beeri: Somatische Pflege in der psychiatrischen Arbeit
- Larissa Wolkenstein, Martin Hautzinger: Umgang mit bipolaren Patienten